フラップデザイン

最新のフラップデザインの
コンセプトと術式

アドバンス編

水上哲也●著

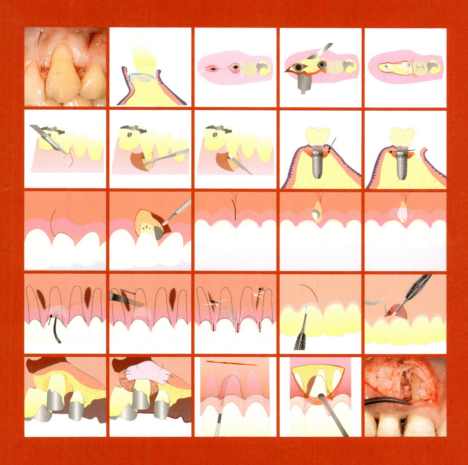

クインテッセンス出版株式会社 2025

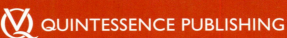

FOREWORD

映画「STAR WARS」を制作年代順に観てゆくと，その映像の進化に驚かされます．製作費の投じ方の違いはあるものの，やはりCGを含めた画像・映像の進化によるリアル感の違いは歴然としています．もちろん，初期の頃の映画も断然おもしろく，感動的で，そして哲学的な要素が含まれていることが印象的です．しかしながら，あの当時観た感動的な映像は，CGが発達した現在からすると，少しばかり色あせてしまうのは仕方のないことでしょう．

歯科医療も日進月歩に進化を遂げてきています．材料の進化，術式の進化，そして治療に対する考え方の進化はとても速く，少しのあいだ目を閉じていると，気がつけば別の空間に移動したかのように感じられるかもしれません．デジタルを駆使した華やかな映像や写真，そしてプレゼンテーションに私たちは魅せられ，そのプレゼンテーションのために多くの時間を費やしています．

しかしながら一方で「歯科医療は今も昔も変わっていない」との意見をよく耳にします．それはある面において事実です．今も昔も本質的な部分は不変なのです．そして華やかな映像に踊らされて，不用意に新しい材料や技術に飛びついたとき，私たちは手痛いしっぺ返しに遭ってしまいます．

外科的な治療は経験を積んだベテランのほうが有利であるといわれます．さまざまな経験は瞬時に的確な方向へ治療を導くバイパスをつくってくれます．そして長年に培った経験は治療の無駄な所作を省いてくれます．

20年程前に歯肉退縮と骨縁上欠損を呈した歯周病患者に，付着の改善のために現在でいうところのNIPSA（non-incised papillae surgical approach）のような術式で再生療法を行なったことがありました．ノウハウや知見のない新しい術式はかなりの時間を要し，少しばかりの改善を得ましたが，術後の痛みと長時間の手術からの痛みで苦情をいわれました．現在であれば同様の術式をより短時間ででき，そしてある程度の審美的改善，骨欠損の改善を得ることができます．実際の症例でも時間もそれほどかからず，痛みもまったくいわれず，結果と治療に大変満足され，感謝されたことを経験します．新しい術式に対してバイパスが通じたようです．

蓄積されたノウハウや膨大な文献の中身を理解し，臨床に応用するときに重要なことは，コンセプトを理解することです．そしてさらに重要なことは，これらの**新しい術式は「なぜ改良されてきたのか？」**を考え，理解することです．

材料や術式は欠点があるからこそ新しいものに改良されるのだと，師匠に教えてもらったことがあります．今回の私の書籍でもっとも伝えたいことは，**この新しい術式がどうやって生まれたか**，**その理由や背景を理解する**とともに，**その根底にあるコンセプトを理解する**ことです．

読んでいただく方々にとって，本書が過去における回り道が省略されるバイパスになることを願っています．

2025年1月
水上哲也

本書の目的

　歯科治療では，切開・剥離をともなうフラップの剥離・翻転が行なわれています．毎日の日常臨床でフラップを行なっていてもつねに浮かぶのが「どのような切開・剥離がよいのか？」あるいは「どのようなフラップデザインを用いるべきなのか？」といった疑問ではないでしょうか．

　そもそもフラップデザインには公式のようなものは存在しません．

　なぜなら，私たちが日常臨床で遭遇する各々の症例は千差万別であり，同じ図式で解決できるほど生易しくはないからです．加えて，切開線を設定する際には，血流を始め，軟組織，硬組織の形態，歯間部歯肉の幅や厚みなどの解剖学的要因や個体差など，さまざまな要因に対する検討が必要です．

　フラップデザインを構成するそれぞれの切開線には理由があり，また原則があります．また，弁の形態や剥離の様式，弁の移動などの形態，再生の場の確保をどのように考えるかといったコンセプトの違いが存在します．そして，その目的に沿って組み合わせたものが，結果として各々の症例におけるフラップデザインになるものと考えています．

　しかしながら，このような数多くの評価項目を体系的にまとめて，フラップデザインの設定に役立てる書籍はこれまでありませんでした．

　そこで，とくに再生療法に特化してフラップデザインの歴史的変化，考え方，各構成要素をそれぞれまとめて日常臨床に活かせることを目的として，本書を執筆しました．

　再生療法の治療に携わる方々にテキストとして活用いただければ幸いです．

CONTENTS

FOREWORD ii
本書の目的 iii
著者略歴 vii

CHAPTER 1 「低侵襲型」と「従来型」の フラップデザインのコンセプトの違い 1

大きなフラップ，小さなフラップ 2

コンセプト 2

4つのコンセプトの違い 3
　術野／減張切開／弁の断端の接触面積／スペースメイキング

歯間部切開とスペースメイキングの2つのパターン 6
　【従来型】骨面からすべての軟組織を含める切開・剥離／【低侵襲型】上皮側
　と骨欠損側に軟組織を切り分ける切開・剥離

弁の断端の接触様式の違い 9
　従来型／低侵襲型

代表的な弁の断端の接合様式の3つのパターン 10
　弁の断端の内面を重ね合わせる様式(raw to raw)／上皮を切除した歯肉の上
　に重ね合わせる様式(スリップ型のジョイント)／弁の断端の直角的な面が正
　しく適合する方式(バットジョイント)

「低侵襲型」と「従来型」の組み合わせ 18

CHAPTER 2 剥離からみたフラップデザイン 25

弁の種類 26
　弁の種類──全層弁と部分層弁／骨膜ポケット

両側型フラップ(double flap) 31

片側型フラップによる再生療法 32

single flap approach(SFA)による再生療法 32
　頬側のみのsingle flap approachで，遠心に縦切開を行なって三角弁とし
　た症例／舌側のみの粘膜骨膜弁によるsingle flap approach

片側型フラップを用いた根面被覆 40
　Nelsonの根面被覆のデザイン／Tintiらの根面被覆のデザイン／Zucchelli
　の根面被覆のデザイン

片側型フラップを用いた根分岐部病変の再生療法 43
　根分岐部病変におけるアタッチメントロスと，その分類／CBCTによる3
　次元的評価

片側型フラップを選択する条件とは？ 48

片側型フラップを用いた根分岐部病変への再生術式の実際 54
    EMD，骨移植の併用／骨膜ポケットの応用／メンブレンを用いた GTR 法／
    CTG を併用した再生療法／CTG により粘膜の厚みの改善を行なった症例

envelope 型か trapezoidal 型か？ 66

CHAPTER 3　インプラント周囲炎の再生療法とフラップデザイン　69

インプラント周囲炎の罹患率・原因 70
    インプラント周囲炎の原因

インプラント周囲炎の治療の流れ 73
    非外科治療／インプラントの撤去とインプラント再埋入

インプラント周囲炎の治療①　非外科的な原因除去治療 75
    STEP 1／STEP 2／STEP 3

インプラント周囲炎の治療②　切除療法 77

インプラント周囲炎の治療③　再生療法 81
    原因除去治療／再生療法の選択／インプラント周囲炎に対する再生療法決
    定のための検討事項／インプラント周囲炎特有の骨欠損形態の特徴／イン
    プラント周囲炎の特徴的な骨欠損の形態の分類／インプラント周囲炎特有
    の軟組織の問題／インプラント周囲軟組織に対する配慮と処置／インプラ
    ント上部構造が取り外せるか否かの問題と，適応するフラップデザイン／
    submerged type のフラップデザイン／骨内欠損なのか，水平欠損を含む混
    合型の欠損なのか

術前に適切な処置を行うことでsubmerged type のフラップデザインが可能となる場合 ... 99
    弁のトリミングなどによって submerged type の術式が行える場合

non-submerged type のフラップデザイン 109
    生理活性物質の使用と骨移植／適切な位置への弁の設置と縫合／必要に応
    じた上部構造の様式と形態の修正

CHAPTER 4　最新のフラップデザイン　119

創傷部の安定を求めた M-MIST，single flap approach の混合型フラップ 120
    縦切開の追加

根尖を超える重度の骨吸収をきたした歯周病罹患歯に三角弁にてアプローチした症例 ... 120

歯根吸収部へのアプローチのために三角弁を用いた症例（再生療法ではない） ... 123

微小循環とフラップデザイン 125
    弁の裂開／血流や灌流／微小循環とフラップデザイン

歯間乳頭を切り離さないフラップの誕生 129
    whale's tail technique／pouch-and-tunnel technique

歯間乳頭を切り離さないフラップの台頭 130

entire papilla preservation technique（EPPT） 130

EPPT における各切開線とそのバリエーション 132
    EPPT の縦切開／EPPT の歯肉溝内切開／EPPT の弁の剥離

CONTENTS

EPPT を適応した症例 ⋯⋯⋯⋯⋯⋯⋯⋯⋯⋯⋯⋯⋯⋯⋯ 133

EPPT の改良型のフラップデザイン① tunnel wall approach（TWA） ⋯⋯⋯⋯ 136
TWA の術式

EPPT の改良型のフラップデザイン②
double-sided entire papilla preservation technique ⋯⋯⋯⋯⋯⋯⋯ 140
頬側・舌側それぞれに EPPT を適応する術式／double-sided（頬舌側）EPPT
を適用した症例／EPPT 適応のまとめ

VISTA technique ⋯⋯⋯⋯⋯⋯⋯⋯⋯⋯⋯⋯⋯⋯⋯⋯⋯⋯ 143

VISTA technique の応用① 1本の縦切開による VISTA technique ⋯⋯⋯ 143

VISTA technique の応用② BPP technique の改良型
── VISTA のコンセプトをインプラント治療に応用 ⋯⋯⋯⋯⋯⋯⋯ 145
buccal bone plate preservation technique（BPP technique）／抜歯即時埋入
インプラントで，正中の縦切開から骨移植を行った症例①②

VISTA technique の応用③ modified-VISTA ⋯⋯⋯⋯⋯⋯⋯⋯⋯ 148
M-VISTA を応用した症例

VISTA technique の応用④ J-shape incision（J の字切開）
── VISTA と NIPSA の利点を合わせた切開 ⋯⋯⋯⋯⋯⋯ 153
M-VISTA まとめ

non-incised papillae surgical approach（NIPSA） ⋯⋯⋯⋯⋯⋯⋯ 156
NIPSA と MIST の比較

NIPSA の応用① 結合組織移植を併用した NIPSA ⋯⋯⋯⋯⋯⋯ 156
歯肉退縮の抑制／骨縁上付着の増加

NIPSA の応用② 複数の縦切開を加える Ogawa の改良 NIPSA ⋯⋯⋯ 159

EPPT，VISTA，NIPSA の特徴と使い分け ⋯⋯⋯⋯⋯⋯⋯⋯ 164
限局した骨欠損／EPPT の適応例・非適応例／NIPSA と M-VISTA の適応例・
非適応例 ── 2〜3歯にわたる骨欠損に対応できる NIPSA

結合組織移植を併用した再生療法 ⋯⋯⋯⋯⋯⋯⋯⋯⋯⋯⋯ 164
インプラント周囲の軟組織移植／歯周組織再生療法と結合組織移植

結合組織移植を併用した再生療法① CTG wall technique ⋯⋯⋯⋯ 169
CTG wall technique／改良型 CTG wall technique

結合組織移植を併用した再生療法② 結合組織移植片の採取 ⋯⋯⋯ 175
脱上皮する遊離歯肉移植片／口蓋の合併症／嚢胞と上皮の取り残し

AFTERWORD ⋯⋯⋯⋯⋯⋯⋯⋯⋯⋯⋯⋯⋯⋯⋯⋯⋯⋯ 179
索引 ⋯⋯⋯⋯⋯⋯⋯⋯⋯⋯⋯⋯⋯⋯⋯⋯⋯⋯⋯⋯⋯⋯ 180

著者略歴

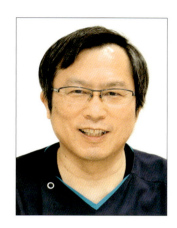

みずかみてつや
水上哲也

1985年　九州大学歯学部卒業
1987年　九州大学第1補綴学教室文部教官助手
1989年　西原デンタルクリニック勤務
1992年　福岡県福津市（旧宗像郡）にて開業
2007年　九州大学歯学部臨床教授
2011年　鹿児島大学歯学部非常勤講師

所属および所属学会など
日本臨床歯周病学会　認定医・歯周インプラント認定医
日本歯周病学会　指導医・専門医
日本顎咬合学会　指導医
日本口腔インプラント学会
近未来オステオインプラント学会　指導医
スタディグループ JUC
九州臨床再生歯科研究会

主な著書
- 山道信之，林佳明，牧角新蔵，河原三明，水上哲也．インプラントイマジネーション　さらなる適応症拡大への技．東京：クインテッセンス出版，2004．
- 田中秀樹，水上哲也，安東俊夫，徳永哲彦，竹田博文，泥谷高博，堤春比古，荒木秀文．歯医者さんを知ろう!!　歯医者さんと患者さんとのコミュニケーションツール．東京：クインテッセンス出版，2006．
- 水上哲也（監修），池上龍朗，下田裕子（著）．インプラント治療はチームアプローチ　検査・診断・手術・コンサルテーション．東京：医歯薬出版，2009．
- Buuser D（編），松下容子，水上哲也（監訳）．インプラント歯科における骨再生誘導法の20年　第2版．東京：クインテッセンス出版，2012．
- Japan United Colleagues（編），水上哲也（代表）．もう迷わない根分岐部病変　根分岐部病変の治療はどう進化したのか？　総括と展望．東京：ヒョーロン・パブリッシャーズ，2013．
- 水上哲也，楠川仁悟，堀之内康文，後藤哲哉，自見英治郎，佐藤敬一郎，高橋哲，平井友成，佐々木匡理，豊嶋健史，朝比奈泉．基礎から臨床がわかる再生歯科　成功率と効果を高めるためのテクニックとバイオロジー．東京：クインテッセンス出版，2013．
- 水上哲也（監修）．「QDI」別冊　インプラントの長期予後確立に向けた治療戦略　オッセオインテグレイション・スタディクラブ・オブ・ジャパン 14thミーティング抄録集．東京：クインテッセンス出版，2016．
- 水上哲也（監修）．「QDI」別冊　インプラントのための軟組織マネジメントを極める　オッセオインテグレイション・スタディクラブ・オブ・ジャパン 15thミーティング抄録集．東京：クインテッセンス出版，2017．
- 水上哲也．フラップデザイン　ベーシック編：4つの要素でわかる再生療法のための切開線の理由，原則，組み立て．東京：クインテッセンス出版，2023．
- 糸瀬正通，水上哲也，金成雅彦（監著）．澤瀬隆，高橋徹次，吉竹賢祐，林美穂，馬場正英，吉野晃，村川達也，船木弘，工藤昌之，溝上宗久（著）．インプラント周囲炎ゼロコンセプト　科学的根拠に基づいた多角的アプローチ．東京：クインテッセンス出版，2024．

- 宮本泰和，二階堂雅彦，白石和仁，水上哲也．インプラントバブルから天然歯へのゆり戻し　インプラント時代の天然歯保存のコンセプト．the Quintessence．2009；28(11)：39．
- 水上哲也．特別企画1　ペリオからの逆襲！　Part 3　インプラント＆デンタルCTを有効活用した新時代の歯周治療への提言　変化する重度歯周病の総合的治療戦略．the Quintessence．2010；29(10)：51．
- 二階堂雅彦，白石和仁，浦野智，水上哲也．特集1　特別座談会　ペリオへの誘い　患者の希望「歯を残す」を叶える，フィロソフィー＆エビデンス＆テクニック．the Quintessence．2015；34(11)：40-73．
- 水上哲也，北島一，本田雅規．新春座談会　セメント質剝離を再考する　臨床の視点で探る，鑑別診断とアプローチ．the Quintessence．2023；42(1)：40-58．

CHAPTER 1

「低侵襲型」と「従来型」の フラップデザインの コンセプトの違い

大きなフラップ，小さなフラップ
（FIG 1）

　歯周外科治療で，術後の一次閉鎖の不全による創の裂開や，軟組織の退縮が起きると，審美性や清掃性が大きく損なわれてきた．病的歯周ポケットが減少したにもかかわらず歯肉の退縮が起こり，歯間部鼓形空隙の拡大が起こることは，患者における術後の大きな不快事象である．

　歯周治療の目標は，病変を取り除き，炎症を消退させ，メインテナンスを容易にするという概念から，付着を改善し，失われた歯根膜・セメント質・固有歯槽骨を可及的に回復しながら，病的歯周ポケットを取り除く再生療法へとシフトしてきた．この目標のために，軟組織の減少量を必要最小限にすると同時に，歯間部での良好な一次閉鎖を保つために，温存型のフラップが提唱され，以来長きにわたって再生術式の中心として適応されてきた．そして，メンブレンの設置や骨移植を行っても，十分に余裕をもって骨欠損部が弁によって被覆され，弁どうし，あるいは弁と歯根が適切に接合するために，しばしば骨膜減張切開が行われてきた[1〜4]．

　また一方で，医科における低侵襲の外科手術への変化の流れは，歯周外科治療にも及んできた．拡大鏡やマイクロスコープを用いた手術は，従来よりも小さな切開で病変を取り除くことができ，より小さなフラップが適応されるようになった．この流れは歯周組織再生療法にも反映され，MIS（minimally invasive surgery）[5]に始まりMIST（minimally invasive surgical technique）[6, 7]，M-MIST（modified minimally invasive surgical technique）[8]，そしてさらにEPPT（entire papilla preservation technique）[9〜11]に至るまで，より小さなフラップへと移行しつつあるように思われる．現在ではこの小さなフラップが流行となりつつあるが，この小さなフラップは，単に切開・剥離を行なう領域が「小さい」ことを意味するものではなく，その背景に根本的な「コンセプトの違い」があることに注意すべきである．ここではその「コンセプトの違い」について述べてみたい．

コンセプト

　歯周組織再生療法を行なう基盤となった概念は，Melcherによる細胞の移動の競争の理論である[12]．Melcherは歯周外科治療の直後から起こる治癒の過程において，どの細胞が早く歯根面に沿って増殖するかによって，その後の転帰が大きく異なることを示唆した．歯周組織再生には歯根膜由来の細胞の増殖がもっとも望ましいとされ，その条件を満たすために，遮断膜を用いたGTR法が開発された．GTR法により骨欠損の改善やクリニカルアタッチメントゲインを得ることがいくつかの文献により

大きなフラップ，小さなフラップ

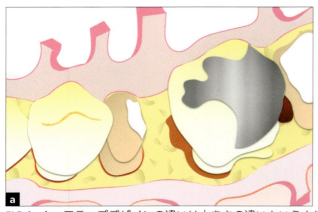 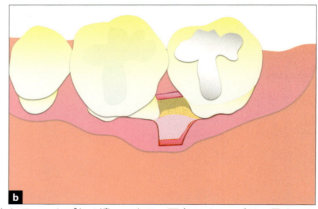

FIG 1a, b　フラップデザインの違いは大きさの違いというよりもむしろコンセプトの違いである．両者のイメージは一見すると「大きな」フラップ（**a**），「小さな」フラップ（**b**）といったイメージだが，切開のしかた，弁の形成のしかたなど，ところどころに違いがある．

CHAPTER 1 「低侵襲型」と「従来型」のフラップデザインのコンセプトの違い

報告されている．しかしながら現在では，GTR法によるメンブレンの目的と意義は，細胞の遮断というよりもむしろ，再生のための場の確保といったイメージが強い．

一方で今日では，歯周組織再生に大きな役割を果たすのは，歯周外科後の歯根表面にfibrin clot(線維素血餅)が先に付着することで，上皮のダウングロースが抑制されること，そしてこのfibrin clotが安定した状態を保つために創傷部の安定が必要となることが，Wikestö, Catonにより説明されている[13~15]．

また同様にCortelliniは，血餅の安定のために重要な要素として，①骨欠損の形態(defect morphology)，②フラップの安定(flap stability)，③歯の動揺(tooth mobility)，の3項目を挙げている．

弁を小さくすることで，剥離・翻転にともなう外科的侵襲を減少させることができる．結果として，外科手術にともなう痛みや出血・腫脹などの不快症状を大きく軽減することができる．これらの臨床上のメリットは，再生療法を有利に導くというよりも，患者満足度の観点から重要である．

再生療法の結果を左右する以下の4つの項目について「従来型」「低侵襲型」をそれぞれ対比しながら解説していきたい．

4つのコンセプトの違い(FIG 2)

術野

①従来型

病原因子の確実な除去は，いうまでもなく重要である．従来，歯周外科では対象となる部位の近遠心方向に1歯あるいは2歯切開を延長したり，縦切開を加えるなどして，十分な術野を拡げ，明視野下にて確実な操作を行なうことが優先事項とされてきた．

②低侵襲型

低侵襲型のフラップでは，弁の安定の観点から，あるいは付着の喪失が起こっていない部位への切開を極力防ぐ目的で，必要最小限の剥離を行なう．弁を大きく剥離・翻転するフラップでは，十分な術野を得ることができるものの，弁の剥離の度合いが大きくなるにしたがって弁の安定性が損なわれることは，残念な事実である．最小

従来型と低侵襲型の4つのコンセプト

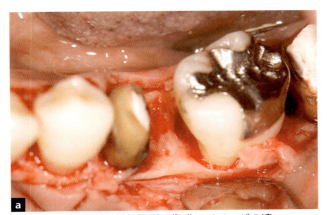 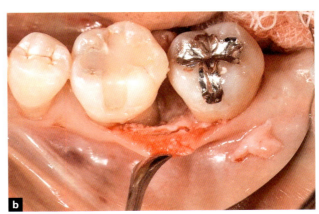

FIG 2a, b 従来型と低侵襲型の術式のイメージの違い．
FIG 2a 従来型(≠エクステンデッドフラップ)．
【術野】術中の見やすさやアクセスの容易さを優先し，術野を広く確保する．
【減張切開】骨移植やメンブレンの設置，テンションフリーの縫合のため，しばしば減張切開(縦切開，骨膜減張切開)を行なう．
【弁の断端】弁の断端の接触面積の向上を図る(PPT, ITMなど)．
【骨移植材】スペースメイキングは主として骨移植材やメンブレンで行なう．

FIG 2b 低侵襲型．
【術野】必要最少限の術野で行なう．このため，マイクロスコープや拡大鏡の使用が必須となる．
【減張切開】減張切開(縦切開，骨膜減張切開)はなるべく用いない．
【弁の断端】弁の断端の接合部の適合性を重要視する(正確なバットジョイントが必要)．
【骨移植材】骨移植材，メンブレンのほか，剥離されていない歯肉を壁として用いる．

減張切開と，スペースメイキングの違い

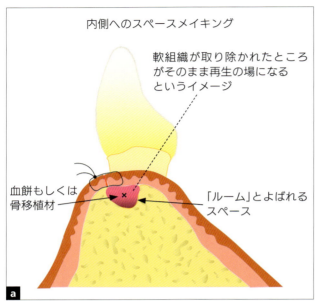

FIG 3a　基本的に，骨欠損上の軟組織を取り除いた部分が再生のためのスペースとなる．骨欠損を覆う弁の厚みもコントロールされている．

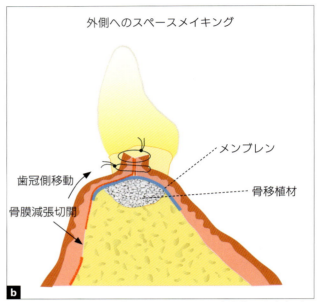

FIG 3b　骨移植，メンブレンの設置により人為的に骨欠損内，骨欠損外へ骨の再生が図られる．弁の接触のために骨膜減張切開による弁の歯冠側移動が必須となる．

限の弁を剥離するフラップでは，弁の安定が損なわれず，結果として創傷部の安定，血餅の安定を得ることができるため，再生に有利な状況をつくりだすことができる．しかしながら，これらの小さな術野では目視する領域が限られているために，十分な照明のもとで拡大鏡あるいはマイクロスコープを使用した施術が必須のものとなる．

減張切開
①従来型
　メンブレンの設置や骨移植にともない，歯間部あるいは歯根面への確実な閉鎖がしばしば困難となる．このため，必要に応じて減張切開を行なう．減張切開として多く用いられるのは，縦切開と骨膜減張切開である．とくに，骨膜減張切開により弁は大きく歯冠側方向へ移動することができ，テンションフリーの縫合を達成することができる．
②低侵襲型
　一方で，低侵襲型においては，基本的に骨欠損内の軟組織を取り除くことで，内側に再生するためのスペース（場）を骨欠損の内側に確保する．このため，骨移植を加

えても基本的には弁は元の位置で接合することができる．そして，あまり剥離されていない弁はいわゆるコシのある状態で安定しており，「ルーム」とよばれるスペースで血餅を安定した状態に保つことができる．
　これらの2つの違いを極端に言い換えると，従来型のフラップは外側に向けてのスペースメイキング，低侵襲型のフラップは内側に向けてのスペースメイキングと表現することができる（FIG 3）．

弁の断端の接触面積
　再生療法で重要な課題の1つが，歯間部における弁の一次閉鎖である．元来，歯間乳頭部へは頰側中央部に比べてより多くの良好な血流が根尖側から得られている．また同時に，骨膜経由，歯根膜経由，歯肉経由の血流が得られるが，これらは弁の剥離により遮断される．また，骨欠損部に移植材が填入されることにより，さらに血流において不利な状態となることが予想される．
①従来型
　先に述べたように，良好な一次閉鎖を得るためにはテンションフリーの状況下での縫合が必要となるが，また

従来型と低侵襲型の歯間部切開ラインの違い

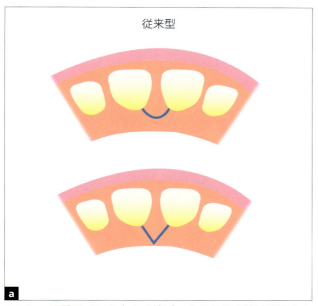

FIG 4a 切開ラインを大きく拡げ，弁の断端の接触面積を大きくすることで，接合部の裂開のリスクを減少させる．

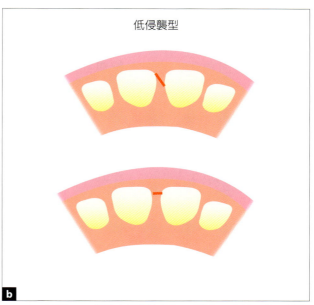

FIG 4b 正確で，綺麗な断面と正しい適合により，弁の裂開を防ぐ．

血管新生による速やかな弁の接合を得るために，弁どうしの接触面積の向上が図られてきた．このため，歯間部における切開線を拡大したり，弁を外反することで弁の内側どうしの接触面積の拡大を図ってきた．

Takei らによる PPT（papilla preservation technique）は，骨欠損部を避けて口蓋側の隅角を結んで半月状の切開ラインとするが，結果的に歯間部の断端は広い面積で接合することになる[17,18]．

GTR法が普及するにつれメンブレンの露出が臨床上の課題となったため，切開線を骨欠損から外すことだけでなく，より広い切開線により断端の面積を向上することで裂開の確率を減らす試みが行われてきた．Murphyは，口蓋側方向へ大きく伸延したいわゆる papillary triangle とよばれるピラミッド型の弁を広く形成することで，一次閉鎖の確率の向上を得ることができた[19]．

②低侵襲型

従来型のフラップの広い断端に対する考えに対し，歯間部の切開を必要最小限とするが，弁の断端を可及的に直線状かつ直角的にすることで，弁どうしの適合を良好にすることと，弁の安定性を加味することで，高い確率での一次閉鎖を目指してきたのが，低侵襲の考えと捉えることができる（FIG 4）．

スペースメイキング

再生のための場が確保されることは言うまでもなく重要である．骨移植材の填入やメンブレンの設置は，スペースを確保するうえで重要である．

①従来型

インプラント治療においては，フレーム入りのメンブレンやチタンメッシュ，チタンメンブレンを使用することで，残存骨壁よりも歯冠側（上方）に向けてスペースを確保することができる．

このように弁が歯冠側方向へ移動されるスペースメイキングは，外側に向けてのスペースの確保というイメージとみなすことができる．

②低侵襲型

一方で，低侵襲型のフラップでは，骨欠損内あるいは弁の内側の炎症性肉芽組織を切除することで，自動的に生じるスペースを利用して再生の場とする．ここに血餅が安定するスペースができるため，内側へ向けてのスペースメイキングととらえることができる．

以下にスペースメイキングの具体的な手法について詳

CHAPTER 1 「低侵襲型」と「従来型」のフラップデザインのコンセプトの違い

しく述べていきたい.

歯間部切開とスペースメイキングの2つのパターン

【従来型】骨面からすべての軟組織を含める切開・剥離(FIG 5, 6)

歯間部に骨縁下欠損がある場合,歯間乳頭部では歯肉の頂点から骨欠損底部までの距離が拡大する.すなわち,歯間乳頭部の軟組織の厚みが増大する.歯間部において近遠心方向の歯根間の水平切開を行なった場合,全層弁で剥離を行なうと,イレギュラーな形態の骨欠損の中に軟組織があるため,骨面からの剥離が困難であるばかりでなく,弁の内側には細菌により感染した肉芽組織が含まれている.

従来,骨に達する歯根間の切開を行い,骨面からすべての軟組織を含めて弁を剥離・翻転し,必要に応じて内面の肉芽組織をトリミングし,厚みをコントロールするとともに,感染した肉芽組織を除去するという手順が一般的に行われてきた(FIG 5, 6).

この手法では確実に軟組織を保存することができると同時に,明視野下で不要な肉芽組織を取り除けることがメリットとして考えられる.しかしながら,剥離においては先に述べたように,イレギュラーな形態の骨面から軟組織を剥がすことは困難であり,長い作業時間を要してきた.

歯間部切開とスペースメイキングの2つのパターン

骨頂を切って全層弁で剥離

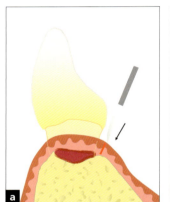 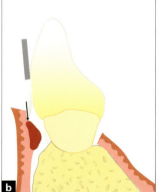 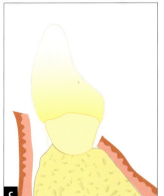 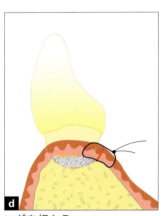

FIG 5a〜d フラップ内面の感染した肉芽組織を取り除くと同時に,再生のためのスペースメイキングを行なう.
FIG 5a 骨頂を切って全層弁で剥離. **FIG 5b** フラップの剥離・翻転後,必要に応じて内面を削除する.

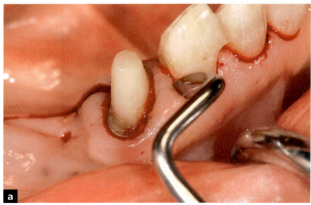

FIG 6a オルバンナイフを用いて歯間部の軟組織を骨面から剥離しているようす.

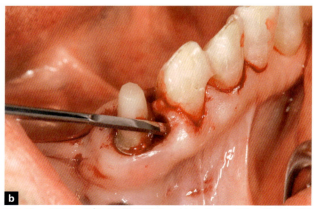

FIG 6b フラップに肉芽組織をつけたまま,フェディ(ペリオドンタルチゼル)(マーチン43-36601-07,Hu-Friedy CPF16)をもちいて剥離している.

【低侵襲型】上皮側と骨欠損側に軟組織を切り分ける切開・剥離（FIG 7）

歯間部において近遠心的な歯根間切開を骨に達することなく歯肉に直角的に加えた後に，頬側骨頂に向けて方向を変え，骨頂を切離する．頬側の弁を骨頂が少し露出する程度に剥離した後に，明視野下で頬舌方向のやや下方に向けた水平切開を加えることで，一定の歯肉の厚みを確保した状態で上皮側と骨面側に軟組織を切り分けることができる（FIG 7, 8）．

この水平方向の切り分ける切開は1996年のCortellini

【低侵襲型】上皮側と骨欠損側に軟組織を切り分ける切開・剥離

上皮側と骨欠損側に切り分ける切開

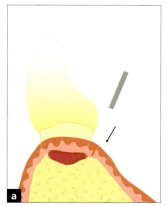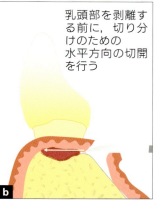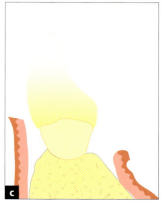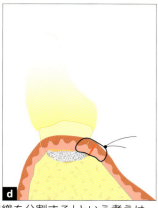

FIG 7a～d　上皮側と骨欠損側に切り分ける切開．「歯間部骨頂直上に水平切開を行ない，結合組織を分割する」という考えは，1996年のCortelliniらのMPPTの術式にもすでに記載されている．

メスによる歯間部水平方向への切開を行なった症例

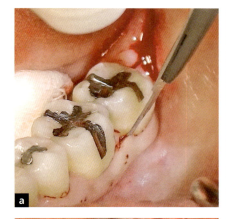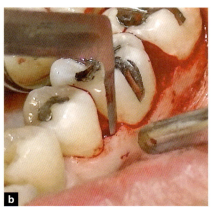
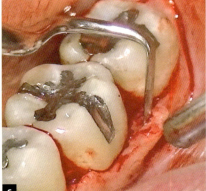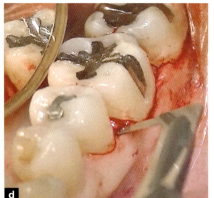

FIG 8　メスによる歯間部水平方向への切開．
●上皮側と骨欠損側に切り分ける切開．
●弁が自動的にトリミングされる．
●剥離が容易になる．
●スペースメイキングが自動的に達成．
FIG 8a　①歯肉に直角的な切開．
FIG 8b　②骨頂に向けての切開．
FIG 8c　③骨頂を明示するための剥離．
FIG 8d　④切り分けるための水平切開．

CHAPTER 1 「低侵襲型」と「従来型」のフラップデザインのコンセプトの違い

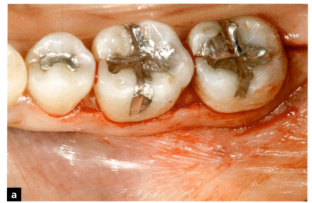

FIG 9a 切開後．頬側の弁を剥離したところ．

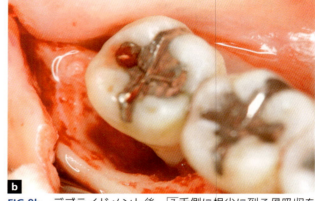

FIG 9b デブライドメント後．「7舌側に根尖に到る骨吸収を認める．

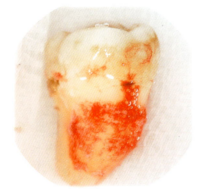

FIG 9c 抜去された智歯．これを骨移植材（auto tooth bone：以下，ATB）として利用．

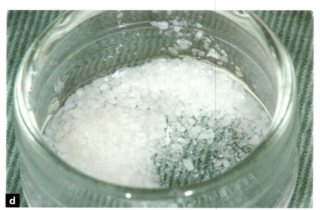

FIG 9d 粉砕，脱灰，滅菌された智歯．これを骨欠損部に填入．

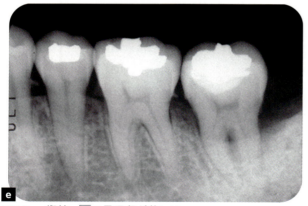

FIG 9e 術前．「7の骨吸収が著しい．

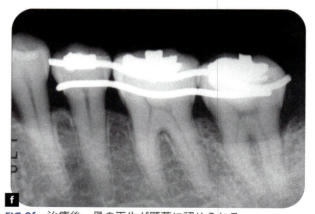

FIG 9f 治療後．骨の再生が顕著に認められる．

らによるMPPTの術式のなかにすでに記載されており，低侵襲型のフラップにおいては広く用いられる切開・剥離の手法となっている[20, 21]．切り分けの切開を行なうことで，弁を意図した厚みにコントロールすることができる．また，舌側骨壁に確実に達することで，歯間部の剥離を従来よりもはるかに容易にすることができる．また，

残った骨面側の軟組織（肉芽組織）を除去することで，自動的に再生のための場を確保することができる（FIG 7）．FIG 8, 9に具体的な臨床ステップならびに臨床例を示す．

以上に述べたように，歯間部における切開・剥離においては，現在2通りのパターンが存在することを理解しておかなければならない．

フラップの剥離・翻転の効率性や弁の形態の観点からは，「切り分け」の切開を用いる術式が多くのベネフィットを有するものと思われる．しかしながら，弁の厚みは血流とも強く関連していることから，不必要な弁のトリミングによる弁の厚みの減少は，血流の遮断による壊死や裂開を招くリスクがあり，注意しなければならない．

血流の観点からリスクを有する粘膜が薄いフェノタイプの患者，女性，喫煙者などの不利な条件下では，従来どおりの骨面からすべての軟組織を剥離する従来型の術式が望ましいと思われる．したがって，症例と状況に応じて適宜使い分けることが肝要である．

弁の接触面積を増大させる方法としては，
①骨膜減張切開により弁を歯冠側移動させ，弁と弁が重なり合う面積を増やす方法（後述）
②歯間部への切開ラインを大きく拡大することで，接触面積を増大させる方法
に分けられる．従来型のフラップデザインであるpapilla preservation technique（PPT：半月型）やinterproximal tissue maintenance（ITM：ピラミッド型）は，口蓋側（舌側）で大きく膨らませた切開ラインを特徴とする．これにより，骨欠損内で骨の裏打ちのないところでの切開を避けるとともに，切開線が大きく拡大されることで，弁の断端の面積が増大する．

弁の断端の接触様式の違い（FIG 10）

従来型

弁の一次閉鎖のためには，切断面どうしの確実な適合が望ましい．いわゆる raw-to-raw の状態での弁の接合により，速やかな血管の新生，血流の回復が見込まれる．

低侵襲型

一方で低侵襲型のフラップデザインでは，弁の断端の接触面積よりも，鋭利な断面による弁の確実な適合が重要視される．

弁の接合は，基本的にはバットジョイントである（後述 FIG 13）．歯間部において，近遠心方向に直線的な水

弁の断端の接触面積

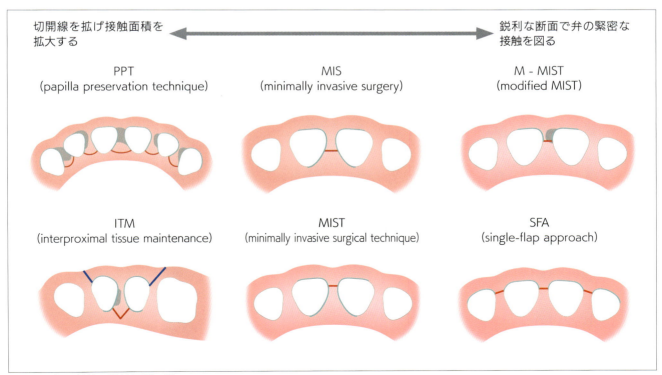

FIG 10　弁の断端の接触面積の違い．

CHAPTER 1　「低侵襲型」と「従来型」のフラップデザインのコンセプトの違い

平もしくは斜めの切開が加えられ，断面は歯肉表面に対して直角的である．この直角的な断面と断面が正しく適合することで，速やかな治癒が得られ，弁の一次閉鎖が達成される．低侵襲型のフラップでは基本的にこの小さな直線的な切開が選択される．しかしながら，骨欠損が歯間部から大きく頬側へ拡がった場合などにおいては，従来型に近い切開を選択することも考えなければならない．

代表的な弁の断端の接合様式の3つのパターン（FIG 11～13）

　歯間部で両側の弁，あるいは剥離した片側の弁を切断面と合わせて適合し，縫合・閉鎖する．このとき，弁の断端と断端をどのような形で接触させ縫合・閉鎖するかは創の一次閉鎖において重要である．弁を合わせる代表的な様式の3つのパターンを以下に挙げる．
①弁を外反する形で合わせ，弁の内面（raw）の部分と内面（raw）の部分を可及的に重なるように密着させて縫合する様式（FIG 11）
②剥離されていない側の歯肉の上皮を切断し，その上に剥離したほうの弁を重ねるような形で覆い，縫合する様式（FIG 12）
③弁の断端を直角的に適合させ，縫合させる方法（バットジョイント）（FIG 13）
以下にそれぞれについて解説したい．

弁の断端の内面を重ね合わせる様式（raw to raw）（FIG 11, CASE 1）

【使用する場面】　従来型のフラップでしばしば用いられる．とくに，インプラント治療における骨誘導再生法（GBR）を行なうときによく用いられる．

【目的と概要】　基本的に骨膜減張切開を行い，弁を歯冠側移動させ，テンションフリーの状態にて縫合する．縫合は内側マットレス縫合と単純縫合の組み合わせで行なうことが多い．弁内面が重なり合う面積を可及的に増やすことで，メンブレンや骨移植を行っている場合にも裂開することなく，一次閉鎖を得ることができる．

弁の断端の接合様式の違い①

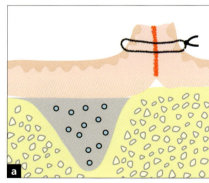
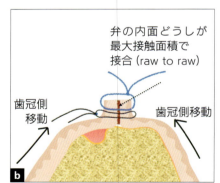

FIG 11a　弁の断端の内面と内面を重ね合わせる縫合 (raw to raw).
FIG 11b　raw to raw の関係が最大の接触面積になるよう設置して適合．

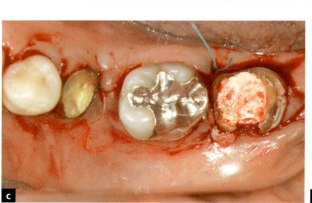
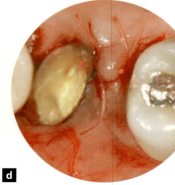

FIG 11c, d　補綴修復が計画されており，歯間中央に水平切開も可．

10

CHAPTER 1 「低侵襲型」と「従来型」のフラップデザインのコンセプトの違い

弁の断端の接合様式の違い②

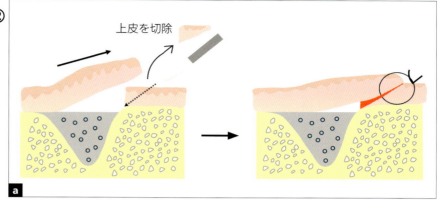

FIG 12a 上皮を切除した歯肉の上に重ね合わせる．脱上皮（de-epithelialization）が必要．片側は剥離しない．
FIG 12b 上皮の切除．
FIG 12c オーバーラップして縫合．

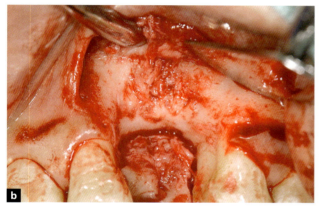
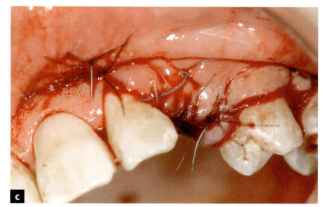

弁の断端の接合様式の違い③

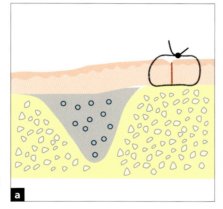
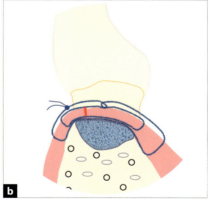

FIG 13a, b 弁の断端を直角的に合わせる（バットジョイント）．
FIG 13a 弁と弁が直角的に接合する単純結節縫合．
FIG 13b 垂直懸垂マットレス縫合も，接合部はバットジョイントとなる．

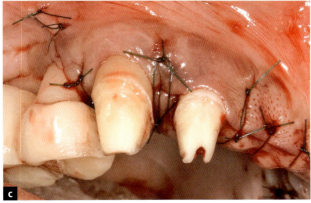
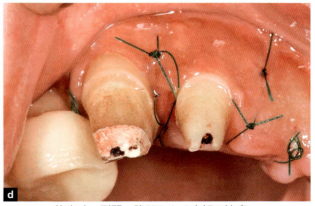

FIG 13c 縫合時．弁と弁はバットジョイントにて良好に適合している．

FIG 13d 抜糸時．裂開，陥凹もなく良好に治癒．

11

CHAPTER 1 「低侵襲型」と「従来型」のフラップデザインのコンセプトの違い

弁の内側の断端を重ね合わせる縫合

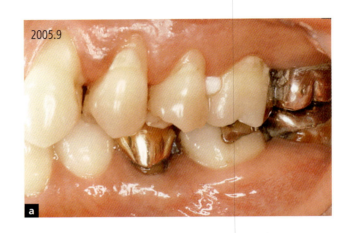

CASE 1a 術前の側方面観．プラーク付着，不適合補綴装置などいくつかの問題を有する．

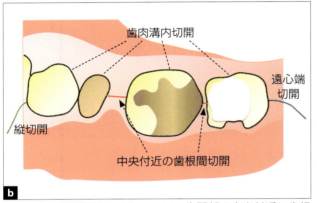

CASE 1b 切開線を示すシェーマ．歯間部の中央付近に歯根間切開を加え，骨膜減張切開による歯冠側移動により，弁の内側どうしが接合しやすいように設定した．

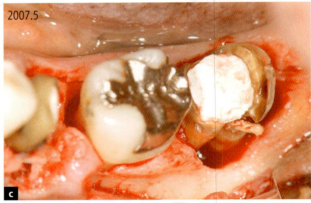

CASE 1c デブライドメント後．7|は根尖付近まで骨吸収している．

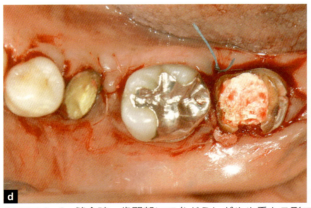 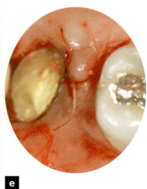 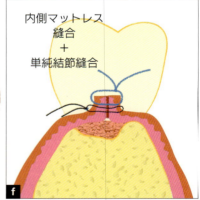

CASE 1d〜f 縫合時．歯間部にて弁どうしがやや重なる形で接合している．

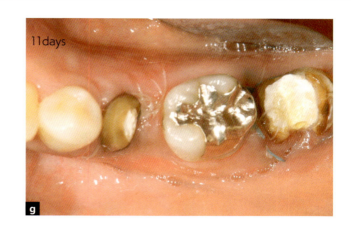

CASE 1g 良好に治癒した．

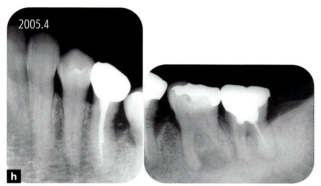

CASE 1h 術前デンタルエックス線写真．

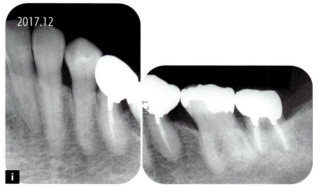

CASE 1i 術後デンタルエックス線写真．

　欠点として弁の歯冠側移動による角化歯肉幅の減少，口腔前庭の狭少化が挙げられる．

　歯周組織再生療法では，補綴処置前提の場合ですでに暫間被覆冠が入っているような場合などの，歯間部に容易にアクセスできる症例でよく用いられる．歯間部中央付近に近遠心方向の水平切開を加えて切開・剥離を行なう．

上皮を切除した歯肉の上に重ね合わせる様式（スリップ型のジョイント）（FIG 12）

【使用される場面】 根面被覆術（FIG 14，CASE 2）．
【目的と概要】 弁を確実に歯冠側へ移動させた状態で保持し，歯肉が根尖側へ下がることを防ぐために，この様式の接合，そして縫合が行われる．根面被覆術では多くの場合，垂直懸垂縫合が用いられる．上皮の切除は「脱上皮」(de-epithelialization)とよばれ，弁を確実に閉鎖させる手法の１つとなっている．

【ポイント】 この様式で大切なことは，必ず片側の歯肉が剥離されていないことである（FIG 15）．両側が剥離された状態では，血流供給の点において不利となり，生着が困難となる．切開は重なり合う領域が一致することを意識して行なう必要がある．根面被覆術においてZucchelliは，この領域を「外科的歯間乳頭」と表現している．

　歯周組織再生療法では，結合組織を併用したconnective tissue wall technique[22, 23]などで，弁の適合と一次閉鎖のために用いられている．

CHAPTER 1 「低侵襲型」と「従来型」のフラップデザインのコンセプトの違い

スリップ型のジョイント

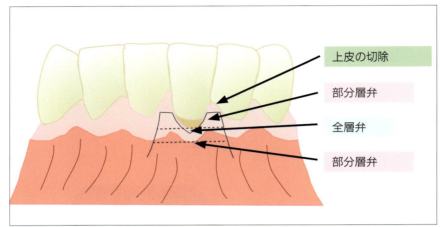

FIG 14 スリップ型のジョイントを応用した術式（Zucchelli テクニック）．カバーフラップの血液供給を考慮して，移植片のサイズを調節する（大きすぎないように）．カバーフラップの血液供給と術後の審美性を考慮し，受容床の歯間乳頭部は部分層弁とする．移植片は歯冠側ではなく，CEJ に設置する．

上皮を切除した歯肉の上に重ね合わせる様式

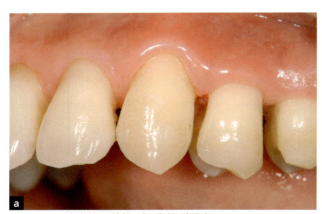

CASE 2a 治療前の状態．|3 歯根が露出．

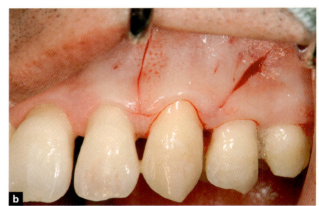

CASE 2b 切開ライン．

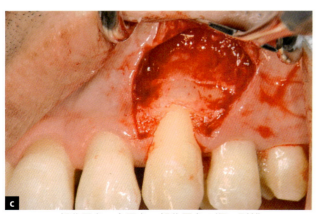

CASE 2c 部分層弁 - 全層弁 - 部分層弁の順に剥離．

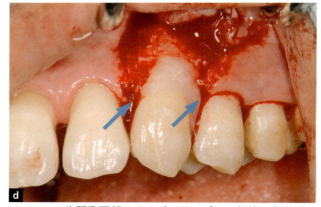

CASE 2d 歯間乳頭部のオーバーラップする部位の上皮を切除（de-epithelialization）．

CHAPTER 1 「低侵襲型」と「従来型」のフラップデザインのコンセプトの違い

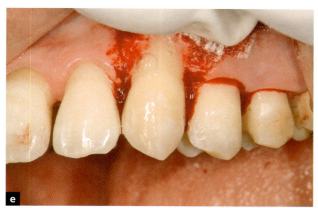
CASE 2e 根面処理後，EMD を塗布．

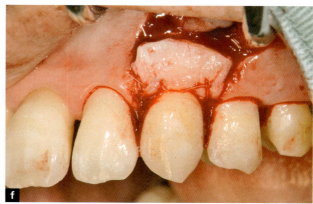
CASE 2f 結合組織移植片を縫合・固定（懸垂マットレス縫合）．

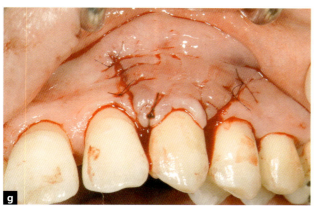
CASE 2g 弁を歯冠側に移動して縫合．

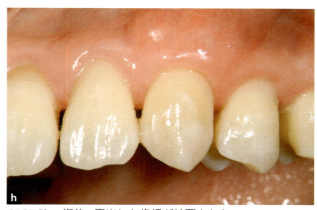
CASE 2h 術後，露出した歯根が被覆された．

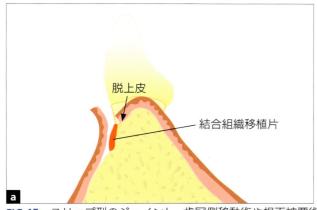
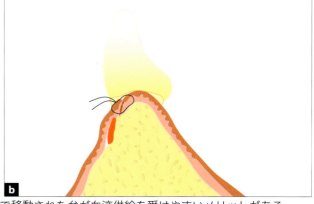
FIG 15 スリップ型のジョイント．歯冠側移動術や根面被覆術などで移動された弁が血液供給を受けやすいメリットがある．

15

弁の断端の直角的な面が正しく適合する方式（バットジョイント）(FIG 13)

【使用される場面】 通常の口腔外科処置．

【目的と概要】「弁の断端の直角的な面が正しく適合する（バットジョイント）方式」は，鋭利で直角的な弁の断面どうしを緊密に適合させることができ，速やかな治癒が得られる．

骨膜減張切開などを用いて弁に余裕をもって歯冠側に引き上げたとしても，弁の断端が適合しなければ好ましい治癒は得られない（FIG 16a, b）．

内側垂直マットレス縫合を行なったとしても，弁がずれて接触した場合，すなわち弁の内面と片側の上皮が接する場合や，上皮どうしが向き合う場合などでは，弁の閉鎖は困難となる．

このような状態になることを考えると，骨膜減張切開は加えないものの，安定した弁どうしが小さな断端において正しく直角的に接することは，確実性において優れているといえる．

【ポイント】 注意すべきことは術後の収縮である．術後の収縮により縫合部の陥凹が生じる．この陥凹を補償するために弁の縫合を単純結節縫合で行なう場合，everting suture（外反縫合）が好ましいとされる（FIG 16c）．

弁の断端の直角的な面が正しく適合する方式（バットジョイント）

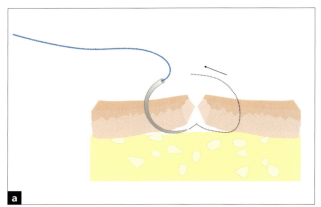 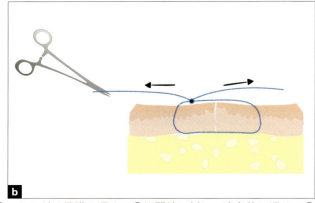

FIG 16a, b 単純結節縫合によるバットジョイントにするには，①できるだけ骨膜を通す，②切開線に対して直角的に通す，③軟組織表面に対してできるだけ直角的に刺入する，④できるだけ付着歯肉を通す，がポイント．

CHAPTER 1 「低侵襲型」と「従来型」のフラップデザインのコンセプトの違い

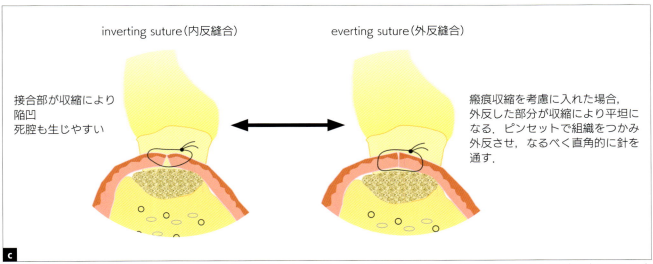

FIG 16c 単純結節縫合(interrupted suture)の理想的なイメージ．縫合が悪いと，バットジョイントのつもりが死腔や凹みを生じさせる．inverting suture(内反縫合)では，弁の断面が内側に傾斜して，死腔や凹みを生じさせやすい．

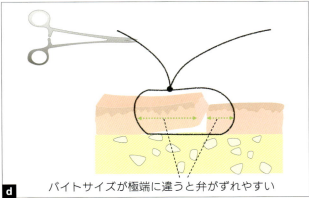

FIG 16d 単純結節縫合(interrupted suture)の注意点①．バイトサイズをできるだけ同じ距離にする．

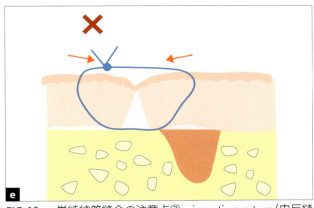

FIG 16e 単純結節縫合の注意点②．inverting suture(内反縫合)は，死腔を作ってしまう．

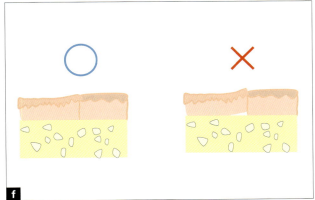

FIG 16f 単純結節縫合の注意点③．単純結節縫合によるバットジョイントは，断面どうしがずれないようにしなければならない．

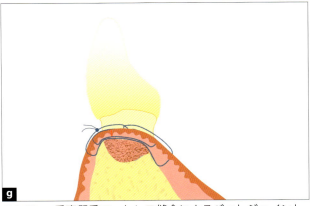

FIG 16g 垂直懸垂マットレス縫合によるバットジョイント．

17

CHAPTER 1 「低侵襲型」と「従来型」のフラップデザインのコンセプトの違い

「低侵襲型」と「従来型」の組み合わせ

　実際の臨床では「低侵襲型」と「従来型」のコンセプトを組み合わせて応用することが現実的であり、理想的である．先に述べたように「低侵襲型」と「従来型」のフラップの違いは、大きさや形の違いというよりも、むしろコンセプトの違いである．そして、これらは優劣をつけることはできない．多くの場合、とくに広汎型の歯周炎では、多数歯にわたり骨欠損が生じていることが多く、低侵襲型のフラップを適応した場合、数多くの外科手術が必要となってしまう．

　実際の臨床では1ブロック単位で歯周外科を行なうことも多く、その場合には従来型のフラップの形とならざるを得ないが、このなかに低侵襲型のコンセプトを活用することで、侵襲度をおさえた効率的な再生術式を行なうことができる．以下に具体的な臨床例を示しながらその実際について説明したい（CASE 3, 4）．

低侵襲型と従来型の組み合わせの例①

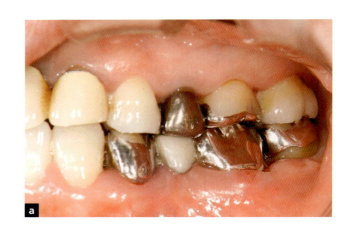

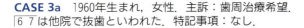

CASE 3a　1960年生まれ，女性．主訴：歯周治療希望．「6 7は他院で抜歯といわれた．特記事項：なし．

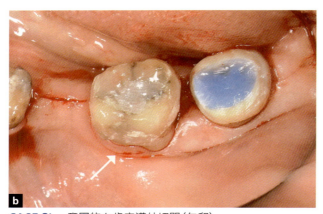

CASE 3b　意図的な歯肉溝外切開（矢印）．

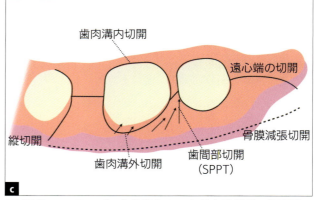

CASE 3c　フラップの全体像をみると従来型だが、歯間部に直線的な斜めのSPPT切開[21]，水平方向の切り分けの切開，必要最小限の術野など、低侵襲型の考えが加味されている．

CHAPTER 1 「低侵襲型」と「従来型」のフラップデザインのコンセプトの違い

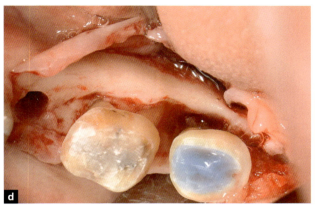

CASE 3d デブライドメント後. 舌側に大きな骨欠損, 7̲舌側に2度の根分岐部病変が存在.

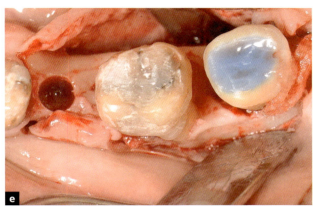

CASE 3e 欠損部5̲相当部から自家骨を採取した. デブライドメント後の状態を頬側から観察したところ.

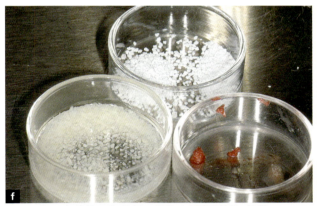

CASE 3f 自家骨, β-TCP, ATBを骨移植材に使用.

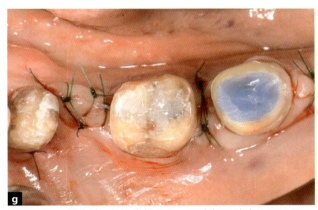

CASE 3g 縫合時. 弁は余裕をもって良好に適合している.

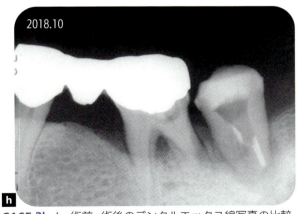

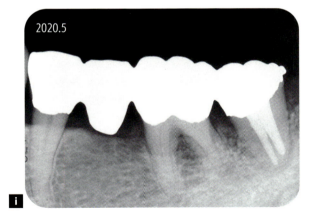

CASE 3h, i 術前・術後のデンタルエックス線写真の比較.

CHAPTER 1 「低侵襲型」と「従来型」のフラップデザインのコンセプトの違い

低侵襲型と従来型の組み合わせの例②

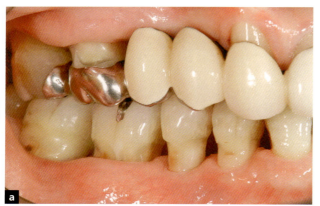

CASE 4a 術前の右側方面観．

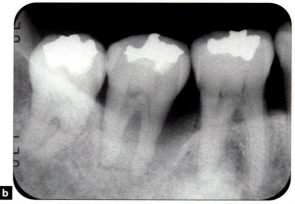

CASE 4b 術前のデンタルエックス線写真．7̄周囲の骨吸収が著しい．

		M 3			M 2		
L	BOP						
	PD	3	3	6	3	3	3
		7̄			6̄		
B	PD	3	3	8	3	3	3
	BOP						

CASE 4c 歯周基本治療後のプロービングデプス．

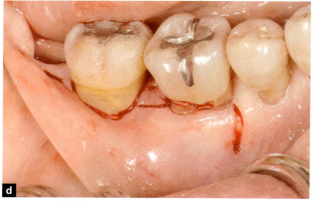

CASE 4d 切開線．

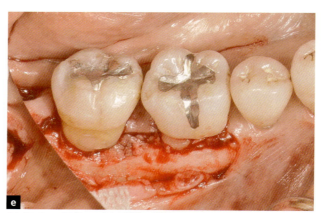

CASE 4e フラップを剝離・翻転．

CHAPTER 1 「低侵襲型」と「従来型」のフラップデザインのコンセプトの違い

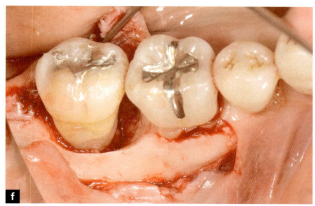

CASE 4f デブライドメント後.7|は根尖に到る骨吸収をきたしていた.過度の動揺のため,この後,暫間固定した.

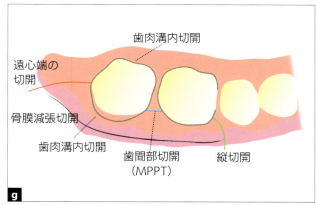

CASE 4g フラップの形だけをみると従来型だが,歯間部に直線的な短い切開,水平方向の切り分けの切開を加える,必要最小限の術野にするなどの低侵襲型のフラップのコンセプトが加味されている.

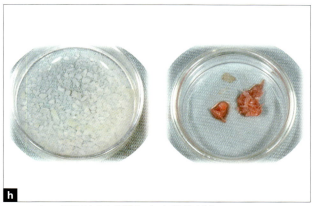

CASE 4h ATB(左)と採取した自家骨(右).

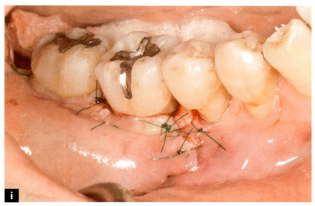

CASE 4i 縫合後.

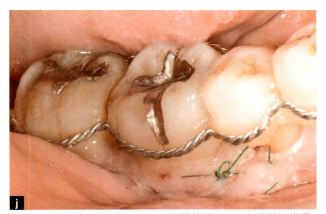

CASE 4j 術後2日.痛みなどの不快症状もなく,順調に経過.

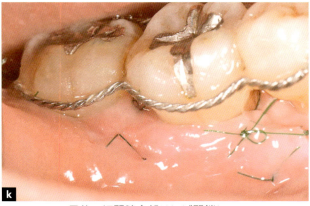

CASE 4k 7日後.切開縫合部はほぼ閉鎖している.

CHAPTER 1 「低侵襲型」と「従来型」のフラップデザインのコンセプトの違い

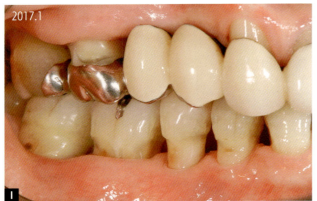
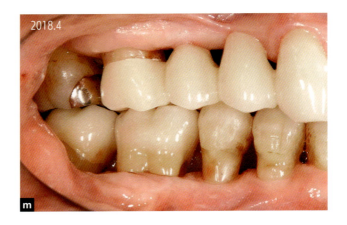

CASE 4l, m　術前術後の比較．7 6|は連結冠とした．

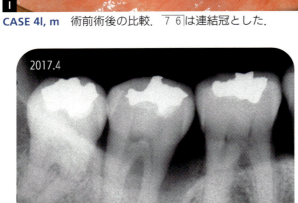

CASE 4n　術前のデンタルエックス線写真．

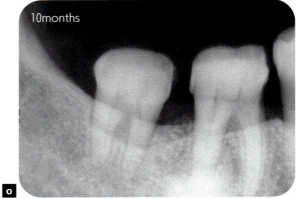

CASE 4o　10か月後．骨移植部との境界はまだあるが，骨頂部のラインが鮮明になりつつある．

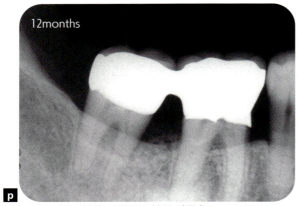

CASE 4p　12か月後．ATB の粒子が同化してきている．

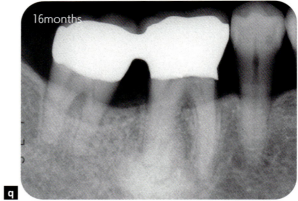

CASE 4q　16か月後．骨頂ラインがさらに明瞭化している．

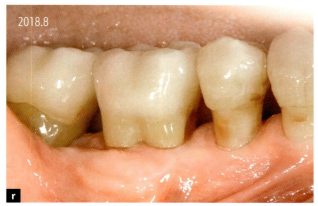
CASE 4r 16か月後．角化歯肉も獲得され，歯肉の状態も良好．

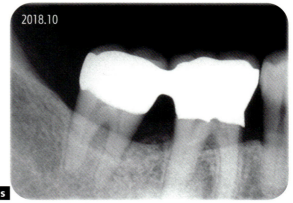
CASE 4s 歯槽頂部の骨のラインの安定化がみられる．

Point1 低侵襲型と従来型をどう捉えるかのポイント

①フラップが大きい，小さいの違いではなく，コンセプトの違いが重要であることを認識する．
②フラップデザインは組み合わせであるために，1つのフラップのなかに低侵襲型のコンセプトと従来型のコンセプトが同居していることは不思議なことではない．

参考文献

1. Steigmann L, Steigmann M, Di Gianfilippo R, Wang IC, Wang HL, Chan HL. Comparative Assessment of Flap-Advancing Techniques in an Ex Vivo Cadaverous Porcine Model. Int J Oral Maxillofac Implants. 2022 Jul-Aug;37(4):823-829.
2. Ronda M, Stacchi C. Management of a coronally advanced lingual flap in regenerative osseous surgery: a case series introducing a novel technique. Int J Periodontics Restorative Dent. 2011 Sep-Oct;31(5):505-13.
3. 榎本紘昭．究極のインプラント審美．東京：クインテッセンス出版，2007.
4. 信藤孝博．微小循環から視た組織治癒反応．QDI 別冊　即時埋入ｖｓ．待時埋入．2009.
5. Harrel SK. A minimally invasive surgical approach for periodontal regeneration: surgical technique and observations. J Periodontol. 1999 Dec;70(12):1547-57.
6. Cortellini P, Tonetti MS. A minimally invasive surgical technique with an enamel matrix derivative in the regenerative treatment of intra-bony defects: a novel approach to limit morbidity. J Clin Periodontol. 2007 Jan;34(1):87-93.
7. Cortellini P, Tonetti MS. Minimally invasive surgical technique and enamel matrix derivative in intra-bony defects. I: Clinical outcomes and morbidity. J Clin Periodontol. 2007 Dec;34(12):1082-8.
8. Cortellini P, Tonetti MS. Improved wound stability with a modified minimally invasive surgical technique in the regenerative treatment of isolated interdental intrabony defects. J Clin Periodontol. 2009 Feb;36(2):157-63.
9. Aslan S, Buduneli N, Cortellini P. Entire papilla preservation technique in the regenerative treatment of deep intrabony defects: 1-Year results. J Clin Periodontol. 2017 Sep;44(9):926-932.
10. Aslan S, Buduneli N, Cortellini P. Entire Papilla Preservation Technique: A Novel Surgical Approach for Regenerative Treatment of Deep and Wide Intrabony Defects. Int J Periodontics Restorative Dent. 2017 Mar/Apr;37(2):227-233.
11. Aslan S, Buduneli N, Cortellini P. Clinical outcomes of the entire papilla preservation technique with and without biomaterials in the treatment of isolated intrabony defects: A randomized controlled clinical trial. J Clin Periodontol. 2020 Apr;47(4):470-478.
12. Melcher AH. On the repair potential of periodontal tissues. J Periodontol. 1976 May;47(5):256-60.
13. Caton JG, Greenstein G. Factors related to periodontal regeneration. Periodontol 2000. 1993 Feb;1(1):9-15.
14. Wikesjö UM, Nilvéus R. Periodontal repair in dogs: effect of wound stabilization on healing. J Periodontol. 1990 Dec;61(12):719-24.
15. Dickinson DP, Coleman BG, Batrice N, Lee J, Koli K, Pennington C, Susin C, Wikesjö UM. Events of wound healing/regeneration in the canine supraalveolar periodontal defect model. J Clin Periodontol. 2013 May;40(5):527-41.
16. Cohen ES(著), 鴨井久一(監訳). 審美再建歯周外科カラーアトラス 第3版. 東京：西村書店，2009.
17. Takei HH, Han TJ, Carranza FA Jr, Kenney EB, Lekovic V. Flap technique for periodontal bone implants. Papilla preservation technique. J Periodontol. 1985 Apr;56(4):204-10.
18. Takei HM, Fermin A, Carranza FAJ. Clinical Periodontology 8 th ed. Philadelphia: Saunders. 1996: 592-604.
19. Murphy KG. Guided tissue regeneration in the esthetic zone. Compend Contin Educ Dent. 1997 Aug;18(8):769-75; quiz 776.
20. Cortellini P, Prato GP, Tonetti MS. The modified papilla preservation technique. A new surgical approach for interproximal regenerative procedures. J Periodontol. 1995 Apr;66(4):261-6.
21. Cortellini P, Prato GP, Tonetti MS. The simplified papilla preservation flap. A novel surgical approach for the management of soft tissues in regenerative procedures. Int J Periodontics Restorative Dent. 1999 Dec;19(6):589-99.
22. Zucchelli G, De Sanctis M. A novel approach to minimizing gingival recession in the treatment of vertical bony defects. J Periodontol. 2008 Mar;79(3):567-74.
23. Zucchelli G, Mounssif I, Marzadori M, Mazzotti C, Felice P, Stefanini M. Connective Tissue Graft Wall Technique and Enamel Matrix Derivative for the Treatment of Infrabony Defects: Case Reports. Int J Periodontics Restorative Dent. 2017 Sep/Oct;37(5):673-681.

CHAPTER 2

剥離からみた
フラップデザイン

CHAPTER 2　剝離からみたフラップデザイン

弁を剥離・翻転することで，明瞭な術野が確保される．適切な弁の剝離・翻転によって，明視野下で，確実に原因因子を取り除くことができる．また，アクセスも容易になり，骨欠損上の感染肉芽組織の除去を確実に行なうことができ，結果として不必要に根面を傷つけることなく，必要最小限の侵襲でSRPを行なうことが可能となる．そして，以降の生理活性物質の塗布や骨移植などの操作を容易に行なうことができる．弁が骨膜を含むか否かや，縦切開の根尖側方向への長さにより，弁の移動量が調節される．しかし一方で，弁の剝離は血管網の一部の切断を意味し，血流を阻害する[1]．また全層弁では，骨面を空気中にさらすこと自体が侵襲となる．近年，マイクロスコープや拡大鏡を使用して，フラップを剝離することなく再生術式を行なう手法が試みられている[2~4]．確実性と侵襲度合い，それぞれの術式の優劣を決めることは難しいが，術者自身の技量などを考え，適切な弁の選択形成を行なうことが大切である．

このCHAPTERではフラップデザインを，剝離・翻転の観点からみてみたい．

弁の種類

再生療法におけるフラップデザインは，弁の剝離の観点からは，

①弁の種類
②弁の数
により **TABLE 1**のように分類される[5~7]．

弁の種類――全層弁と部分層弁

歯周外科に用いられる弁（フラップ）は，骨膜を含む全層弁（＝粘膜骨膜弁）と，骨膜を含まない粘膜弁（＝部分層弁）に分けられる．

①全層弁

歯周組織再生療法では，骨欠損の境界を明示し，確実な病変部の郭清を行ない，弁を閉鎖する必要から，ほとんどの場合で粘膜骨膜弁（全層弁）が用いられる（**TABLE 1**①）．

全層弁を形成する際には，骨に達する切開が骨膜を確実に切り離した状態で，弁が骨膜から一塊として剝離されなければならない．進行した歯周病では，骨欠損周囲で肉芽組織があると，全層弁の骨面からの剝離が困難になる．このような場合にも，弁は骨面から正しく剝離されなければならない．確実な剝離が行われない場合，剝離された弁のなかに全層弁の部分と部分層弁の部分とが不規則に入り混じった状況になってしまう．この状態は，出血や腫脹などの不快症状を引き起こす可能性がある．フラップを過剰に小さくしなくても，綺麗な切開・剝離が行われ，綺麗な全層弁が形成されれば，不快症状は少なくて済む．

▍弁の種類

TABLE 1　弁の種類・弁の数と，弁と剝離の分類．

	弁と剝離	使用される場合
弁の種類	①全層弁（粘膜骨膜弁）	ほとんどすべての再生療法の術式で使用．
	②部分層弁（粘膜弁）	再生療法の術式で単独で使用されることはほとんどない．
	③コンビネーション	結合組織移植を併用する場合などで使用． ・骨膜ポケットグラフト
弁の数	①頰舌側の両側を剝離（double flap）	通常の再生療法の術式で使用．
	②頰舌側のどちらか片側を剝離（single flap）	審美領域 ・根面被覆 再生療法 ・M-MIST　　　　　　　　　・根分岐部病変の再生療法など ・single flap approach（SFA）　・NIPSA ・entire papilla preservation　・M-VISTA

26

②部分層弁

一方で，部分層弁は弁の伸展性に優れ，ある程度の自由度をもって，弁を歯冠側あるいは側方方向などの意図した位置に設置することができる．しかし一方で，部分層弁では出血や痛み，腫脹などの不快症状をしばしば生じさせる．また歯肉の薄いケースでは穿孔のリスクを背負う．このようなことから，部分層弁単独で再生療法に用いられることはほとんどない．

③全層弁－部分層弁によるコンビネーション型のフラップ

弁の可動性を高めたい場合や，結合組織移植片の固定源として骨膜を使いたい場合，骨膜上の血流を確保したい場合などには，骨欠損部近辺では骨面を露出する全層弁とし，以降を部分層弁とするコンビネーション型のフラップが使用される．いずれも骨欠損部が明確に裸出されることが前提となるが，部分層弁の領域はその目的によって変化する．

(1)全層弁の減張切開

全層弁を剥離・翻転した後にフラップの内面の骨膜に切開を加え，骨膜減張切開[8～10]を行なうことで，弁の歯冠側方向への自由度は飛躍的に向上する．

また，必要に応じてそのまま根尖方向に向かって部分層弁として弁を展開することで，さらに自由度を増すことができる（後述　部分層弁の形成）．

骨膜減張切開は，弁の自由度を向上させるための減張切開の1種であるが，基本的には全層弁から部分層弁への「切り替え」とみなすことができる．すなわち，結果として全層弁と部分層弁のコンビネーションの形になったものとみなすことができる．

減張切開は術後にさまざまな不快症状を示すことがあるために，注意が必要である．歯周組織再生療法ではGBRのような過度の歯冠側移動は必要とされないが，①なるべく骨膜のみ切開する（骨膜より内側の粘膜下組織へ深く切り込まない）[11]．

全層弁，部分層弁の実践

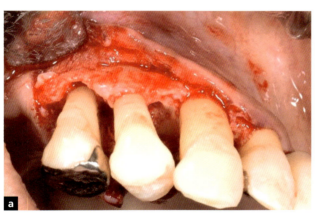

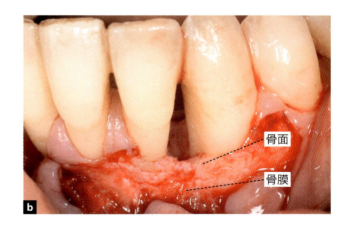

骨面
骨膜

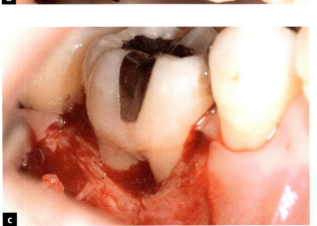

FIG 1a　全層弁によるフラップ．
FIG 1b　全層弁と部分層弁によるフラップ．全層弁－部分層弁とすることで歯冠側移動が容易になる．結合組織移植片を縫合糸で固定することができる．
FIG 1c　結合組織移植を併用した根分岐部病変の再生療法における，全層弁－部分層弁．

部分層弁を穿孔させないために

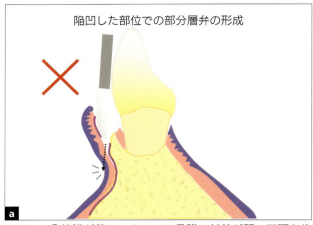

FIG 2a ①粘膜が薄い，あるいは骨膜の付着が弱い下顎臼歯部，②アンダーカットの強い上下顎前歯部は，歯冠側からの切開で穿孔しやすいので気をつける．

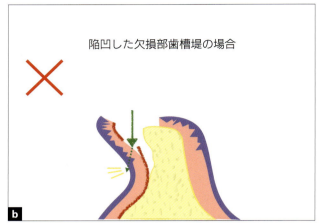

FIG 2b 上顎前歯，下顎臼歯など頬側で骨が陥凹している部位では，ティッシュプライヤーで弁を掴んで歯冠側からメスを入れていくと，弁の穿孔を起こしやすいので注意する．

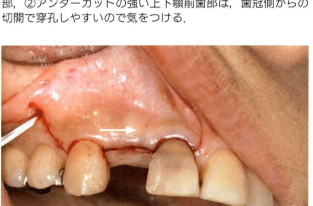

FIG 3a 粘膜が薄い，あるいは骨膜の付着が弱い下顎臼歯部，アンダーカットが強い上下顎前歯部では，メスを上皮下に侵入させて浮かせるような形でトンネルを形成する．

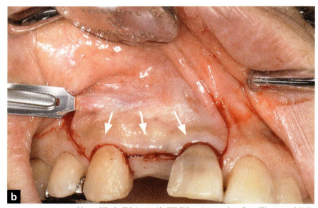

FIG 3b この後，根尖側から歯冠側へ切り上げる動きで部分層弁を形成する．

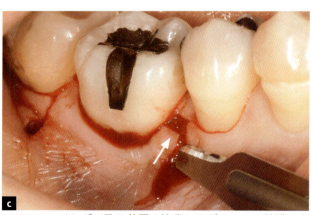

FIG 3c, d オトガイ孔の位置に注意しながら，かつ粘膜の穿孔に注意しながら，歯冠側方向に向かって切り上げる形で部分層弁を形成する．

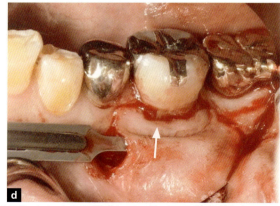

FIG 3d トンネルを形成しているメスの動きがわかる．

②根尖側の深い位置での骨膜の切開を避ける(MGJ付近がよい).

などの配慮を行なうことによって,弁の伸展を得ながら,不快症状の少ない減張切開とするように心がけなければならない.

(2)部分層弁による結合組織移植片の固定

一方で,結合組織移植術の固定・生着の目的で,意図的に骨欠損部周囲を除き,部分層弁を形成することがある(**FIG 1b, c**).このとき,固定された結合組織移植片によって,安定した再生のためのスペースが確保され,創傷部の安定を向上させる.また,歯肉の薄い部位では歯肉の厚みを確保し,フェノタイプを変更することとなる.

近年,歯肉退縮に対して,生理活性物質の適用とともに結合組織移植を行ない,露出した歯根面を被覆する術式が多く用いられているが,現在これらの治療は,再生療法の一種と捉えられている.また,Zucchelliらによって提唱された「connective tissue wall technique」(**CHAPTER 4**参照)では,形成された部分層弁を利用して,吸収性縫合糸による結合組織移植片の固定と,移植片への血流供給を確保しているが,全層弁から部分層弁への切り替え時には歯肉の穿孔に注意が必要である.

(3)部分層弁を穿孔させないために

多くの場合,歯冠側で骨に達する切開を行い,根尖側方向へ全層弁を形成し,歯肉歯槽粘膜境(muco-gingival junction:MGJ)を超えた地点で骨膜減張切開を行ない,引き続き根尖側に向けて部分層弁を形成する.しかし,唇側あるいは頬側の骨面が陥凹している前歯部や,皮質骨が厚く,かつ粘膜が薄い下顎臼歯部では,部分層弁形成時にしばしば弁の穿孔を生じさせることがある(**FIG 2**).このため,このようなケースで部分層弁の領域は下から「切り上げ」る形で形成することが推奨される(**FIG 3**).

骨膜ポケット

垂直性骨欠損が生じた部位で残存骨壁が薄い場合に,骨移植を容易に「積み上げ」るための手法として,骨膜ポケットの応用方法がある.

骨膜ポケットは,インプラント部位の骨造成のための手法として,Wang Hによって報告されている[12].

筆者は,歯周組織再生療法で骨膜ポケットをしばしば応用している(**CASE 1**).全層弁から部分層弁へ切り替えた後に,骨膜を一部分剥離することで骨膜ポケットが形成される.この骨膜ポケット底部から順次移植材を填入することで,確実に骨移植を行なうことができる.

全層弁 − 部分層弁(骨膜ポケット)を用いた再生療法

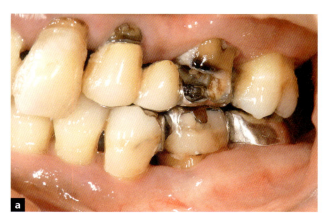

CASE 1a ｜4 5 6 7に重度の骨吸収を認める.｜4,｜7は抜歯適応と判断された.

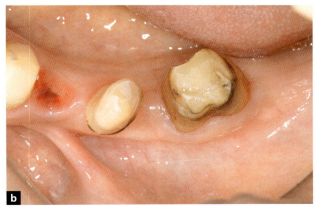

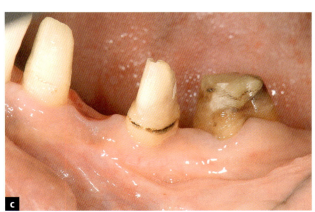

CASE 1b, c 歯周外科手術直前の口腔内写真.

CHAPTER 2　剥離からみたフラップデザイン

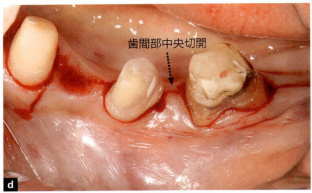

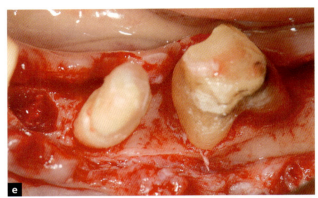

CASE 1d　切開線を示す．補綴修復が予定されており，すでに支台歯形成がなされて，テンポラリークラウンが装着されている．このため歯間部での切開は容易となっている．

CASE 1e　根面処理．必要最小限の剥離の後，骨欠損上の軟組織を除去．その後，根面のSRPを行った．

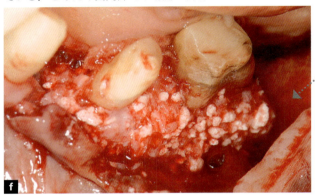

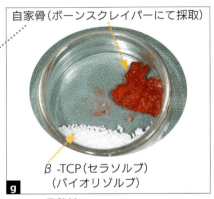

CASE 1f　自家骨と骨補填材．

CASE 1g　骨移植．

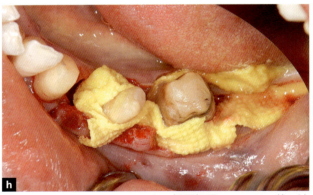

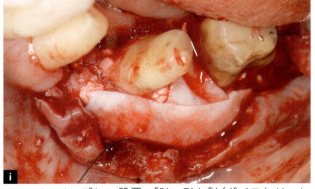

CASE 1h　アクロマイシンによる根面処理．スラリー状に溶かしたアクロマイシンを2分間根面に塗布した後，生理食塩水にて洗浄．

CASE 1i　メンブレン設置．「Bio-Gide®」(ガイストリッヒファーマジャパン)を2枚縦横に重ねて設置．

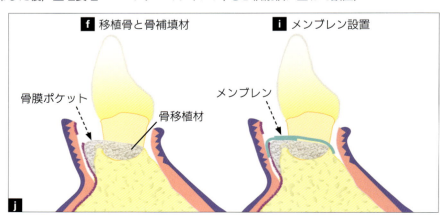

CASE 1j　f と i の模式図．
左：骨膜ポケット内に骨移植材が填入されている(f)．
右：歯間部骨欠損への骨移植材を吸収性メンブレンにて被覆した状態(i)．

30

CHAPTER 2　剥離からみたフラップデザイン

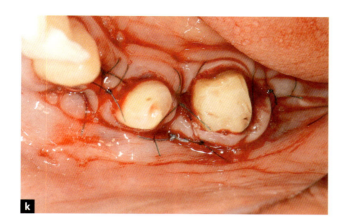

CASE 1k　縫合．歯冠側へ引き上げて縫合した．内側垂直マットレス縫合と単純縫合の組み合わせ．
CASE 1l, m　術前・術後のデンタルエックス線写真の比較．垂直的な骨レベルの変化に注目．（矢印）．

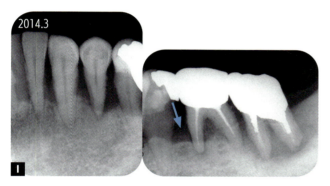
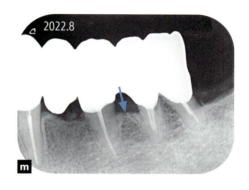

両側型フラップ（double flap）

　従来，歯周外科では，歯間乳頭を境界線として離断し，頬側・舌側の両方向へ弁を剥離・翻転し，明瞭な術野を得ることで，確実な病変部の掻爬と歯根面の清掃を行なってきた．両側弁を確実に展開することで，進行した骨欠損部の深部も明視でき，骨面・根面の清掃を行なうことができる．最後臼歯の遠心面，狭くて深い骨内欠損，根分岐部病変の根分岐部内，根面溝など，見にくい，あるいは清掃が困難な部位へのアクセスでは，十分に口腔内が見える術野のもとで行なうことで，清掃が容易になることをしばしば経験する（FIG 4a, b）．

　一般的に，進行した歯周病患者では，多数歯にわたり進行した骨欠損を有することが多く，そしてそれらの骨

両側型フラップ

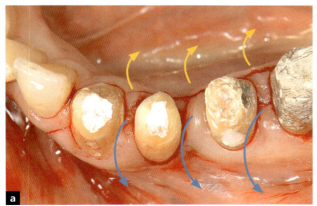
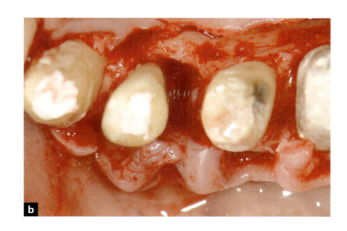

FIG 4a, b　頬舌側両側剥離（double flap）．

single flap approach

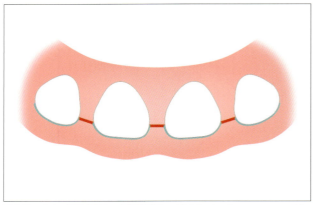

FIG 5 シングルフラップアプローチ（single-flap approach）．
＊参考文献13〜18より引用・改変
● 頬側あるいは舌側（口蓋）のどちらか片側のみを剥離・翻転する．
● 基本的にエンベロップフラップである（近遠心に歯肉溝内切開を延長）
● 歯間部は骨頂部に沿って斜切開もしくは水平切開する（バットジョイント）．
● 歯間部切開の位置は基本的には頬側寄りの切開である．
● テンションフリーの縫合を得るために必要に応じて骨膜減張切開を行う．
● 必要に応じて骨移植，メンブレンの設置を行う．
● 縫合

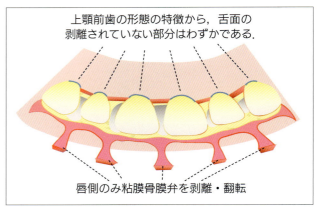

FIG 6 上顎前歯部における舌側寄りの歯根間切開による妥協的な片側型フラップ．

欠損はしばしば頬舌側両側に及ぶことがあるため，基本的に両側に弁を展開することは必須とみなされてきた．しかし，両側の弁を剥離することは術部の侵襲度を上げるのみならず，血流を大きく遮断する．このことが一因となり，しばしば創傷部の裂開をひき起こす．結果として術後に大きく歯肉退縮することはやむを得ないことと考えられてきた．

このため，必要に応じて骨膜減張切開を加え，余分に歯冠側移動させることで，術後退縮を補償することが行われてきた．

片側型フラップによる再生療法

しかし近年，低侵襲の外科手術の発展・普及により，術野を可及的に制限したフラップデザインが用いられるようになった．その背景には，拡大鏡や顕微鏡の普及があることはいうまでもない．Trombelli は頬側ある いは舌側の片側のみにフラップを剥離する single flap approach の術式を提唱した（**FIG 5**）[13〜18]．

片側のみを剥離する術式のメリットは，剥離されていないもう片側の歯肉が，縫合の際に強力な固定源となることである（**FIG 6**）．結果として，安定した接合により術後の歯肉退縮の量が著しく減少できる．また，剥離されていない歯肉の上皮を切除することでさらに強力な固定源となる．さらに，術後の不快症状が軽減できることもメリットとして挙げられる[19]．

ここでは片側のフラップが再生療法に有利に用いられる代表的な例として，
① single flap approach による再生療法
② 片側型フラップを用いた根面被覆
③ 片側型フラップを用いた根分岐部病変の再生療法
についてそれぞれ解説したい．

single flap approach（SFA）による再生療法（FIG 5）

single flap approach は Trombelli によって提唱された．Trombelli は，低侵襲で，なおかつメンブレンや骨移植を行なっても良好な一次閉鎖を得るために，頬側あるいは舌側の片側のみを剥離・翻転するフラップデザインを考案した．片側（主に頬側）のみのフラップの剥離とすることで，良好な一次閉鎖と審美性の維持が得られた．

術式は以下のとおりである.

まず,頬側（剝離側）で歯肉溝内切開を行なう.このフラップは,基本的に envelope 型のフラップで病変部の明示のために必要に応じて切開を近遠心へ延長する.歯間部（歯根間）切開は,歯間部の近遠心幅により水平切開（modified papilla preservation technique：MPPT）[20] あるいは斜め切開（simplified papilla preservation technique：SPPT）[21] のいずれかを選択する.歯間部歯肉の厚みにより,歯間部切開の垂直的位置が定められ,厚い場合は,より根尖側の位置に切開を行なう.その理由は,
①剝離しない側（歯間部ならびに口蓋側）の軟組織の安定が得られ,フラップの適合や縫合が向上すること
②骨欠損の搔爬のためのアクセスやメンブレンの設置,骨移植を容易にすること
が挙げられる.剝離は片側のみ（頬側のみ）とし,弁の伸展のために必要に応じて骨膜減張切開を行なう.

その後,骨欠損部の搔爬,歯根面の清掃,メンブレンの設置,骨移植を行ない,縫合・閉鎖する.縫合[22]はまず,内側水平マットレス縫合を行ない,その後,内側垂直マットレスあるいは水平マットレスあるいは単純縫合にて閉鎖する.結果として良好なアタッチメントゲインが得られ,プロービングデプスは減少し,歯肉退縮はわずかであったことを報告している.Trombelli は,この術式が審美性が必要とされる領域においてとくに有効であることを報告している.

また,single flap approach は結合組織移植と併用することで,歯肉退縮の抑制,審美性の向上が得られることが示唆されている.single flap approach は低侵襲型のフラップであり,剝離されていないもう片側を固定源として,剝離された弁は確実に縫合・固定される.喫煙者などの条件の不利な患者において弁の裂開を防ぎ,良好な予後を得ることが期待される（CASE 2）.

また,single flap approach では十分な視野が得られないことが欠点として挙げられる.妥協的な方法として,papilla preservation technique（PPT）のような口蓋側寄りの歯根間切開を加えて,見やすい,操作しやすい術野を確保しつつ,口蓋側の弁を剝離しない変法も挙げられる.この場合,歯間乳頭は剝離するため,歯間乳頭部の天井部分は失われ,再生のためのいわゆる「ルーム」（場）は失われる.しかしながら,剝離しない口蓋側歯肉による固定効果と操作性の良さがメリットとなる（前述 **FIG 6**, 後述 **FIG 7**）.

頬側のみの single flap approach で,遠心に縦切開を行なって三角弁とした症例（CASE 3）

片側のみの剝離による single flap approach は,両側を剝離するフラップと比較して,術後の不快症状が少なく,剝離しない歯間乳頭部を縫合の固定源とすることができ,創傷部の安定を得ることができ,結果として術後の歯肉退縮を抑制することができる.このため,審美性が要求される部位でとくに有効活用される.

CASE 3の患者は初診時61歳の女性.進行した歯周病の治療のため,矯正医から紹介されて来院した.上顎左側小臼歯部に深い骨欠損を認め,再生療法を行なうこととなったが,根尖付近に及ぶ骨吸収を認めた.口蓋側への骨吸収はわずかで,頬側からのアクセスが可能であると判断し,頬側からの片側の剝離による single flap approach を適応した.single flap approach では縦切開なしのエンベロップ型のフラップが好んで用いられるが,本症例のように根尖付近に至る骨吸収例ではその限りにあらず,アクセスのための縦切開は必要に応じて行うべきと考えている.

本症例では,遠心に縦切開を加えたことでアクセスが容易となり,骨欠損部のデブライドメント,SRP を確実に行うことができた.術後の痛み,腫脹などの不快症状はなく,良好に経過し,7か月後に予定どおり二次外科手術を行ったところ,進行した骨吸収部に非常に硬い骨の劇的な再生を認めた.

舌側のみの粘膜骨膜弁による single flap approach（CASE 4）

骨欠損が舌側に限局しているなどの条件下では舌側のみの粘膜骨膜弁による single flap approach によるアプローチが検討される.一般的に舌側の切開・剝離の操作は頬側に比べて難しく,明示することは難しい.しかしながら,片側型フラップとすることで術後の痛み,腫脹などの不快症状は軽減し,創傷部の閉鎖は良好となる.

CASE 4は,メインテナンス中に舌側の歯根面にセメント質剝離が発生した症例である.CBCT にて舌側に

CHAPTER 2 剥離からみたフラップデザイン

頬側のみ弁を剥離する single flap approach(SFA)による再生術式

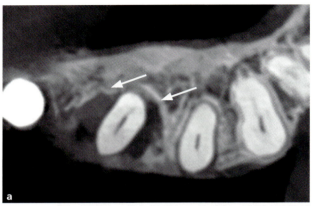

CASE 2a 5̲の近遠心に骨欠損がある(矢印)．舌側は骨壁が存在．頬側からのアクセスがギリギリ可能なことが CBCT より推察される．

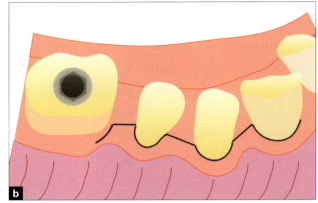

CASE 2b 切開線を示すシェーマ．6̲のインプラントを避けるかたちで縦切開を少しだけ行う．

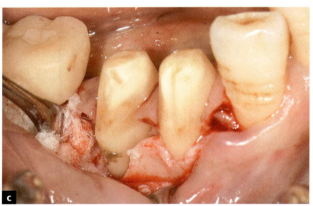

CASE 2c 歯間部に斜め切開(SPPT)を行ない，頬側に粘膜骨膜弁を剥離．

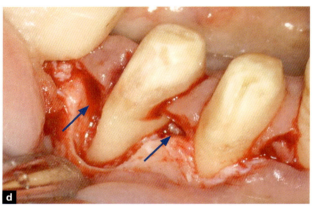

CASE 2d 頬側からのアクセスで骨欠損(矢印)の掻爬，根面の SRP が行なえた．

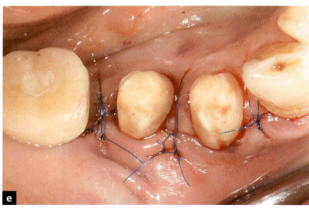

CASE 2e EMD の塗布，骨移植の後，縫合．

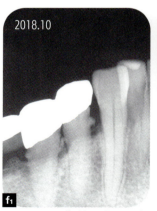

CASE 2f₁ 術前．多量の縁下歯石と，5̲の骨縁下欠損が認められる．

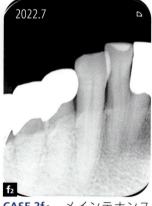

CASE 2f₂ メインテナンス来院時．骨欠損が改善されている．

34

セメント質剥離片が確認されたため，舌側のみのフラップによるアプローチを行なった．ミラーやサクションチップにより舌の排除を行いながら，注意深く舌側の粘膜骨膜弁を剥離・翻転した．セメント質剥離片は軟組織に迷入していることも多く，まずは剥離・翻転した粘膜骨膜弁の内側を注意深く探っていったところ，内部にセメント質剥離片を検出することができた．セメント質剥離片を取り除いた後に，デブライドメント，歯根面の清掃，ダイヤモンドバーによるセメント質剥離部の滑沢化，SRP を行い，骨欠損部に生理活性物質（FGF-2）を浸漬したコラーゲンフリース「テルプラグ」（ジーシー）を填入し，弁を縫合・閉鎖した．

術後，創部の治癒は非常に速やかで順調な回復がみられた．メインテナンス期間における審美領域での急性の炎症の増悪の1つの要因は，セメント質剥離である．このような症例で，両側のフラップを剥離することなく，剥離部へアクセスすることで，術後の不快症状の軽減，歯肉退縮の抑制を得られ，超高齢社会におけるわが国では，今後の適用が増加すると思われる治療例である．

口蓋側寄りの歯根間切開を加えて，術野を確保しつつ，口蓋側の弁を剥離しない SFA の変法

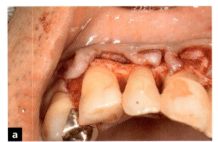 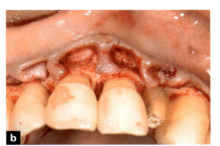 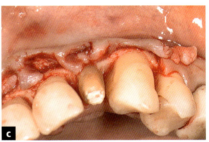

FIG 7a～c 口蓋側寄りの歯根間切開を行い，口蓋側歯肉を剥離せず，歯間乳頭を含めた唇側弁のみを剥離した状態．

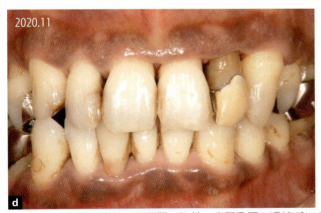 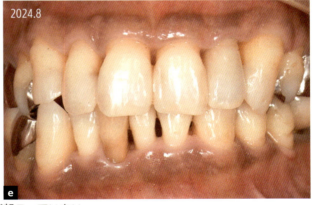

FIG 7d, e 術前，術後の正面間の比較．歯間乳頭の退縮がほとんど起こっていない．

CHAPTER 2　剥離からみたフラップデザイン

進行した骨吸収部位に頬側から三角弁による single flap approach を行なった症例

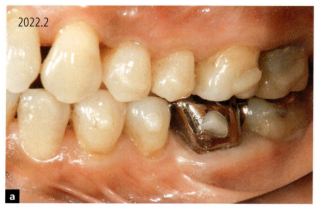

CASE 3a　初診時，61歳の女性．矯正医からの依頼で歯周病の治療を希望されて来院．全身疾患，喫煙などなし．

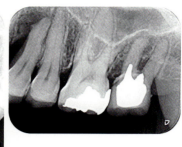

CASE 3b　術前のデンタル線写真．|4 に深い骨欠損を認める．

CASE 3c　同部位の精密検査表．

	M 1			M 2			M 1					
	排膿＋			排膿＋								
7	5	5	12	9	4	3	3	3	4	2	3
5	3	3	9	6	3	3	2	2	3	2	2
	3				4				5				6	
7	8	3	10	3	3	3	2	3	2	3	3
7	8	4	12	4	4	4	3	3	2	3	3

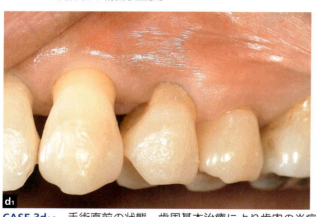

CASE 3d1,2　手術直前の状態．歯周基本治療により歯肉の炎症は改善されている．

（シェーマ内ラベル）
- 上顎第一小臼歯に特有の陥凹
- 付着歯肉は狭く，可動粘膜部も凹んでおり，骨吸収の進行を予測させる

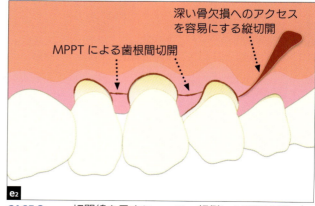

CASE 3e1　切開線．

CASE 3e2　切開線を示すシェーマ．頬側に MPPT 切開．|4 遠心隅角部に縦切開を加えて三角弁とした．

（シェーマ内ラベル）
- MPPT による歯根間切開
- 深い骨欠損へのアクセスを容易にする縦切開

36

CHAPTER 2 剥離からみたフラップデザイン

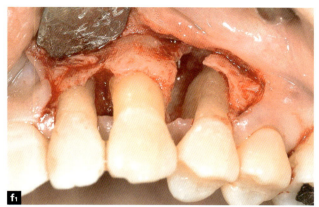
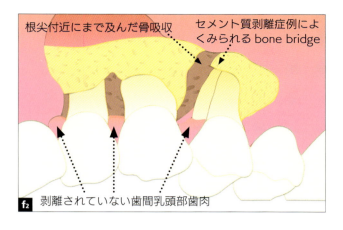

CASE 3f1,2　デブライドメント，SRP終了後．

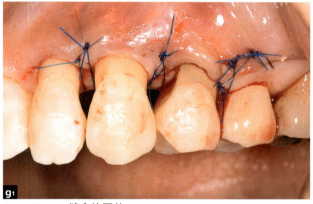
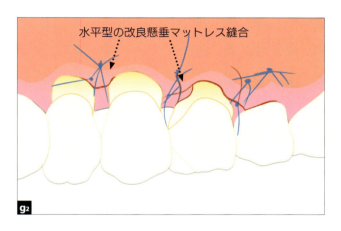

CASE 3g1,2　縫合終了後．

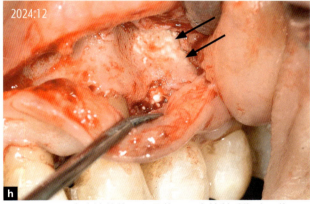
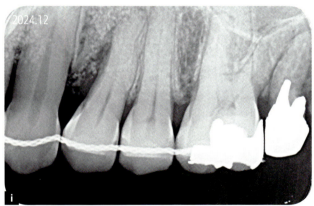

CASE 3h　再生療法後約7か月後．2次外科手術時．著しい骨の回復が認められた．

CASE 3i　再生療法後約7か月後．著しい骨の回復が認められる．この後，予定どおりに追加的な二次外科手術を行なった．

CHAPTER 2　剥離からみたフラップデザイン

セメント質剥離による炎症の増悪に対し，舌側の single flap approach で治療した症例

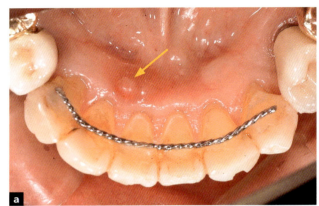

CASE 4a　メインテナンス来院時．2|1間にサイナストラクトを認めた．

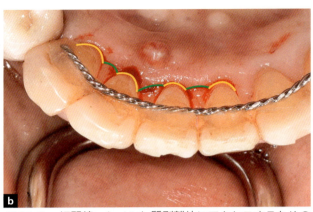

CASE 4b　切開線．セメント質剥離片にアクセスするための舌側のみの single flap approach が適応された．

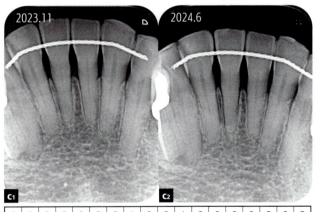

2	2	2	2	2	2	2	1	2	2	1	2	2	2	2	2	2	2
	3			2			1			1			2			3	
2	2	2	2	2	2	2	2	2	2	2	2	2	2	2	2	2	2

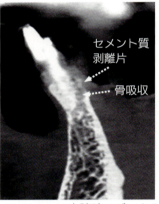

CASE 4c1,2　メインテナンス来院時のデンタルエックス線写真とポケット数値．この時点ではとくに問題はなかった．
CASE 4d　術前の CBCT の画像から，舌側にセメント質剥離片と骨吸収像が確認された．

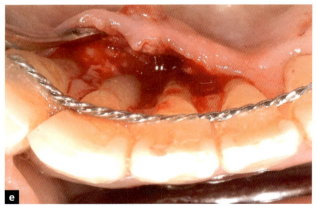

CASE 4e　舌側の粘膜骨膜弁を剥離・翻転した．

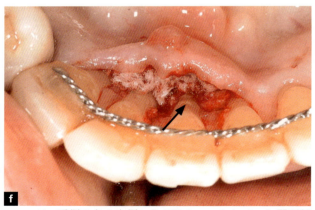

CASE 4f　舌側の弁の内側に入り込んでいたセメント質剥離片を除去し，デブライドメントを行ったところ，歯根面に剥離後の鋸歯状のセメント質剥離境界が観察される（黒矢頭）．

38

CHAPTER 2 剥離からみたフラップデザイン

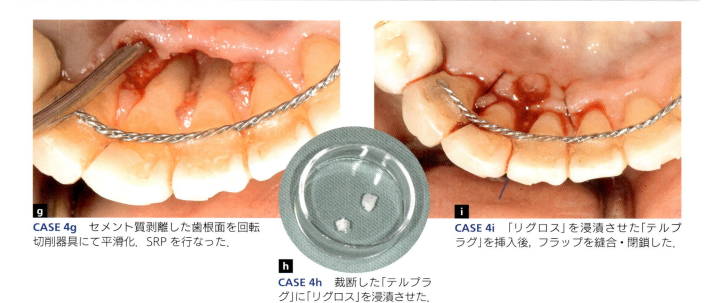

CASE 4g セメント質剥離した歯根面を回転切削器具にて平滑化．SRP を行なった．

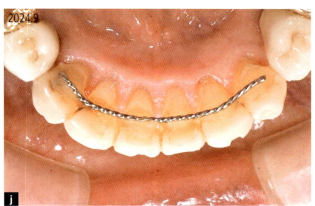

CASE 4h 裁断した「テルプラグ」に「リグロス」を浸漬させた．

CASE 4i 「リグロス」を浸漬させた「テルプラグ」を挿入後，フラップを縫合・閉鎖した．

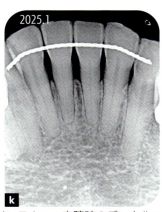

CASE 4j 創は速やかに一次治癒が得られた．

CASE 4k メインテナンス来院時のデンタルエックス線写真．骨の状態は良好である．

片側型フラップを用いた根面被覆

近年，退縮した歯根面に再生材料などを用いて歯根面を被覆する術式を，再生療法の一種とみなすようになってきた．根面被覆では片側型フラップを用いた術式が多く行われてきた．根面被覆に対する術式として，歯冠側移動術，側方弁移動術などの有茎弁移動術，遊離歯肉移植や遊離結合組織移植術など移植片を切り離して行なう術式が挙げられる．これらの術式は，いずれも片側型のフラップ術式である．

Nelson の根面被覆のデザイン

Nelson は，結合組織移植片を採取し，全層弁 - 部分層弁による台形のフラップを用いて根面被覆を行なった[23]．

Tinti らの根面被覆のデザイン（FIG 8a）

再生材料を使った根面被覆は，近年，再生療法の1種とみなされるようになってきた[24]．

1993年 Tinti らは，チタン強化型メンブレンを用いた根面被覆のためのフラップデザインを考案した．このフラップデザインは，まず近遠心の歯間乳頭中央付近に水平切開を加え，それから近遠心に台形状になるような縦切開を行なう．縦切開は MGJ を越える程度とする．退縮した歯肉の裂開部には，内縁上皮を切除するべく V字状の内斜切開を行なった．この後，全層弁にて弁を剥離し，歯根露出の最下点を確保する．それよりも下方にて骨膜に切開を入れ，骨膜減張切開を行なう．その後に部分層弁を展開し，弁が歯冠側方向に十分伸展することを確認し，骨移植，メンブレンを設置し，縫合・固定を行なう．弁の歯冠側移動に先立ち，残っている歯間乳頭部の上皮をメスで切除し（de-epithelialization），この上に伸展した弁の断端をオーバーラップさせ，懸垂縫合にて弁を歯冠側に引き上げ縫合する．その後に，縦切開部を順次単純縫合にて閉鎖するという術式であった．この術式により，根面被覆の成功率は向上した．

Zucchelli の根面被覆のデザイン[25, 26]（FIG 8b）

これらの術式は Zucchelli によって大幅に改善された．Zucchelli は，結合組織移植片の生着とカバーフラップの血液供給をより重視した術式を提唱した[25, 26]（CASE 5）．

これらの根面被覆の術式は，術後の歯肉退縮を最小限に防ぎ，メンブレンや結合組織移植片の露出を極力抑えるというメリットがあるため，根分岐部病変に対する再生療法に準用される．

片側型フラップを用いた根面被覆

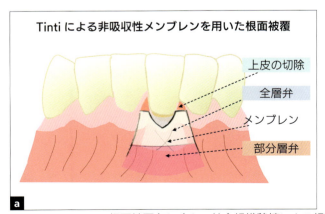 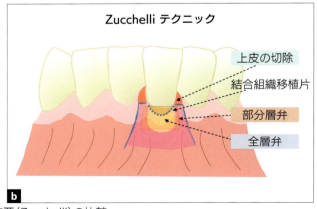

FIG 8 GTR による根面被覆（Tinti）と，結合組織移植による根面被覆（Zucchelli）の比較．
FIG 8a Tinti による trapezoidal flap (1993)．①歯間乳頭部の上皮を切除．②オーバーラップして縫合．③チタン強化型メンブレンを使用．＊参考文献24より引用・改変
FIG 8b Zucchelli テクニック．①カバーフラップの血液供給を考慮して移植片のサイズを調節（大きすぎないように）．②カバーフラップの血液供給と術後の審美性を考慮し，受容床の歯間乳頭部は部分層弁とする．③移植片は歯冠側ではなく CEJ に設置する．

CHAPTER 2　剥離からみたフラップデザイン

片側型フラップを用いた根面被覆

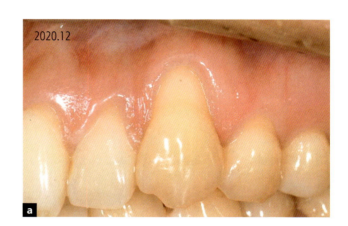

CASE 5a　術前の状態．|3 の根面が露出している．

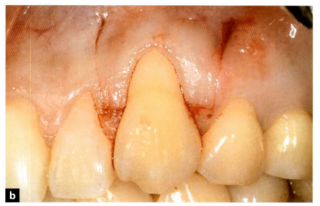

CASE 5b　フラップの概形．ライニング切開が行われたところ．

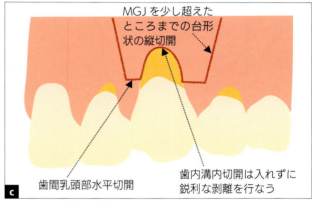

CASE 5c　台形の切開線のアウトライン．

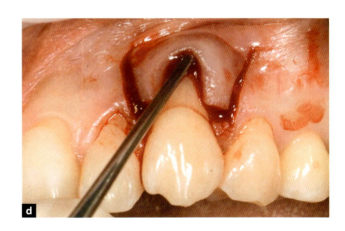

CASE 5d　骨裂開部は先端の鋭い器具にて全層弁で剥離．

CHAPTER 2　剥離からみたフラップデザイン

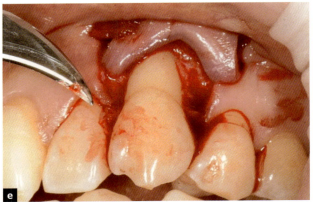

CASE 5e　歯間乳頭部の上皮の剥離．

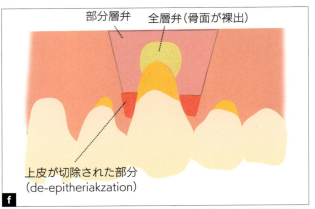

CASE 5f　部分層弁 - 全層弁 - 部分層弁の順に弁が形成され，外科的に歯間乳頭部の上皮が切除された．

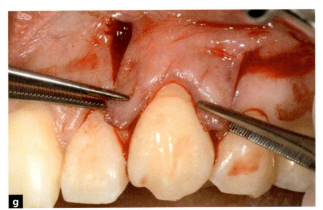

CASE 5g　歯冠側への移動量を確認．

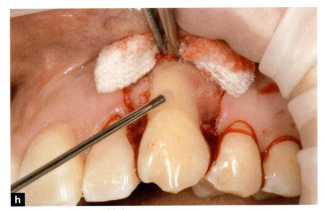

CASE 5h　EMD の塗布．

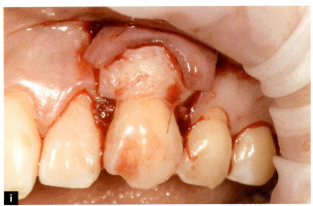

CASE 5i　結合組織移植片を縫合・固定後，弁を十分に歯冠側へ引き上げる．

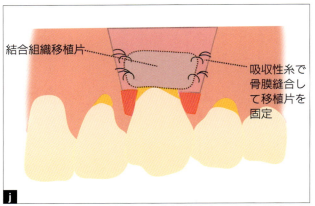

CASE 5j　結合組織移植片を吸収性縫合糸で骨膜に縫合・固定した．**移植片が縫合・固定され，安定している**ことが大切．

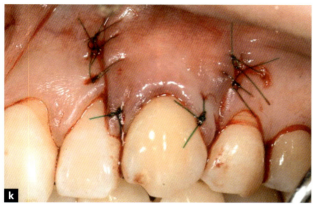

CASE 5k 弁を歯冠側へ引き上げ縫合．この症例では歯間乳頭部に単純結節縫合を追加．

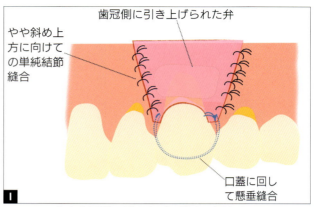

CASE 5l 弁を歯冠側に引き上げ，縫合・固定する．

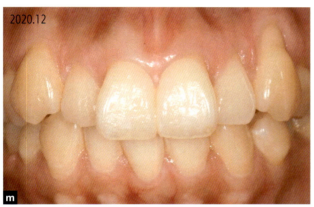

CASE 5m 術前の状態．

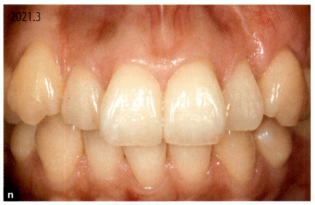

CASE 5n |3の歯肉退縮部が歯肉で被覆され，良好に経過している．

片側型フラップを用いた根分岐部病変の再生療法

　根分岐部病変に対する再生治療は，多くの臨床医における困難な課題の1つである．限界はあるが，現在では条件次第で再生療法によりある程度の改善が認められるようになってきている．とくに近年では片側型フラップの適応によって，key holeタイプの根分岐部病変[27]で成果があげられている．

　従来型の両側を剥離するフラップデザインと，片側を剥離するフラップデザインはどのように異なるのか，どのような症例にどのように用いるのかについてここでは言及していきたい．

　現在，根分岐部病変で予知性をもって再生療法の効果をあげることができるのは，下顎大臼歯頬側のLindheの分類Ⅰ・Ⅱ度の根分岐部病変であると考えられている．しかし，根分岐部領域での骨欠損や，根分岐部の解剖学的形態を詳しく評価することで，根分岐部病変に対する再生療法の適応は拡がると筆者は考えている．そこでまずは，根分岐部病変の評価法について改めて考えてみたい．

根分岐部病変におけるアタッチメントロスと，その分類

①水平方向の根分岐部病変の拡がり

（1）LindeとNymanの分類[28〜30]（**FIG 9**）

　根分岐部病変の治療において，まずは根分岐部病変の拡がりを適切に診断することが大切である．現在，臨床上でもっとも多く用いられる水平方向の分類は，LindeとNymanの分類である．1/3を越えないものをⅠ度，2/3を越えたものをⅡ度，根分岐部が貫通しているものをⅢ度とみなす分類で，簡便な分類であり，汎用されている．LindeとNymanの分類はもっとも頻繁に用いられ，わかりやすいものの，1/3という指標はあい

CHAPTER 2　剥離からみたフラップデザイン

根分岐部の水平的アタッチメントロス

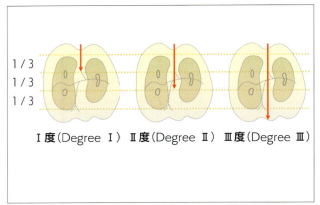

FIG 9　LindheとNymanの分類．＊参考文献28〜30より引用・改変

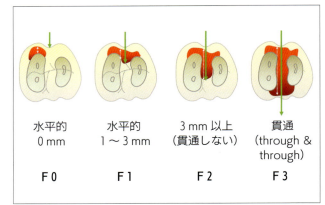

FIG 10　Hampの分類(1975)．＊参考文献31より引用・改変

TABLE 2　WalterらによるHampの分類（FIG 10）の改良．
＊参考文献32, 33より引用・改変

Degree 0	根分岐部に対しプローブが侵入しない．
Degree I	水平的喪失が3mm以下．
DegreeⅡ	水平的喪失が3mmを越えるが，6mm以下．
Degree ⅡⅢ	水平的喪失が6mmを越えるが，貫通していない．
Degree Ⅲ	水平的喪失により根分岐部が貫通した状態．

まいなものであり，しばしば判断に戸惑う．
（2）Hampの分類[31]（**FIG 10**）
　Hampの分類では水平的交通度が1〜3mmをF1，3mm以上で交通していないものをF2，貫通しているものをF3と規定した．
　根分岐部の交通度をmm単位で計測することで，ある程度正確に分類することができる．また，数値化することで臨床研究ではこのHampの分類が有効に用いられる．
（3）WalterらによるHampの分類の改良[32, 33]
　近年ではCBCTの普及により，術前に正確に根分岐部病変の交通度を計測できるようになった．Walterらは，CBCTによる根分岐部病変の交通度の計測値により診断を行うよう，Hampの分類を改良した（**TABLE 2**）．

②垂直方向の根分岐部病変の拡がり
（1）TarnowとFletcherの分類[34]（**FIG 11**）
　一方で垂直方向の骨吸収を評価したものでは，TarnowとFletcherの分類が有名である．Tarnowらは根分岐部の垂直的骨欠損が1〜3mmのものをgrade A，4〜6mmのものをgrade B，7mm以上のものをgrade Cと分類した．この分類は，水平的な分類と同様に，根分岐部病変を有する歯の予知性を推測することにおいて重要である．
（2）Tonettiらの分類[35]（**FIG 12**）
　Tonettiらは，根分岐部病変のHampの分類における水平方向の分類F2と，TarnowとFletcherらの垂直方向の分類を組み合わせ，Subclass A，Subclass B，Subclass Cの3つに分け，長期的な予後調査を行なっ

根分岐部の垂直的アタッチメントロス

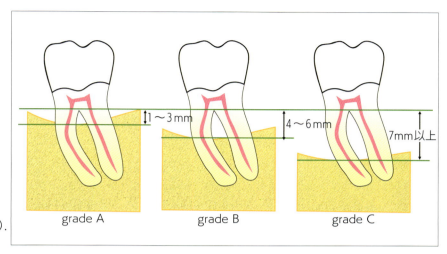

FIG 11　TarnowとFletcherの分類(1984).
＊参考文献34より引用・改変

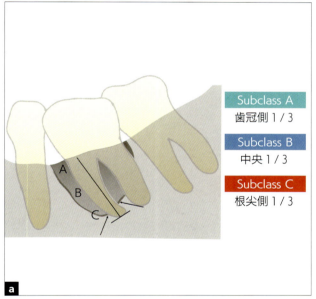

FIG 12a　Tonettiらの分類．Hampの分類F2の根分岐部病変に，TarnowとFletcherらの垂直的分類を組み合わせた．
＊参考文献35より引用・改変

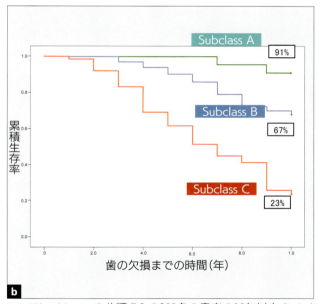

FIG 12b　Hampの分類F2の200名の患者の10年以上のメインテナンス時の累積生存率．＊参考文献35より引用・改変

た．その結果，F2の根分岐部病変ではSubclass Cとの組み合わせパターンがもっとも著しく予後成績が不良であることを報告している．すなわち，Hampの分類のSubclass Cである根尖側1/3を超える骨吸収で，著しく予後が劣ると報告されている．この結果は，根分岐部病変の再生療法に取り組む前に考慮しておかなければならない．

根分岐部病変 CBCT による 3 次元的評価

CBCT により 3 方向から根分岐部の骨欠損の形態や評価を正確に知ることができる[36~39]．CBCT による診査では，

① cross sectional 画像による評価
② axial 画像による評価
③ sagittal 画像による評価

の 3 方向により評価することができる．基本的に根分岐部病変は，根分岐部近辺の骨欠損，あるいは骨欠損を有する根分岐部のアタッチメントロス，または根分岐部を含む骨欠損とみなすことができる．歯根面は骨細胞を供給できず，骨壁とみなすことができない．機械的な壁として存在するのみと捉えられる．

① cross sectional 画像での評価（FIG 13）

先に述べたように根分岐部においては両側の歯根面は骨壁とみなすことができないため，頬側・舌側の骨壁の存在が骨再生のための大きな鍵となる．水平方向の貫通度が Linde と Nyman の分類 II 度あるいは III 度の根分岐部病変でも cross sectional 画像で観察すると，頬舌側の骨壁の存在により，さらに大きく I～IV 型に分類することができる（FIG 13）．再生療法の適応と考えられるのは I 型～III 型であり，IV 型は切除的な治療あるいは非外科的な治療，もしくは抜歯の適応が考えられる．一方，骨の再生の観点からは I 型が望ましい．

② axial 画像での診断（FIG 14）

水平方向での画像をみると，根分岐部病変を含む骨欠損の水平方向の拡がりと形態を観察することができる．このとき骨欠損の拡がりから，歯間部の骨欠損を主体として骨欠損が拡がり，その中に根分岐部が含まれている骨欠損パターン（FIG 14a）と，根分岐部病変に限局した骨欠損形態パターン（FIG 14b）に大きく分けることができる．臨床的には過大な咬合力やパラファンクションの強い患者において後者のパターンの傾向がより多く認められる．このとき，縁下歯石の付着やプラークの付着が少なければ，咬合因子の関与の疑いの強いケースと推測される．

③ sagittal 画像の診断（FIG 15）

sagittal 画像による評価は通常デンタルエックス線写

cross sectional（歯列直交断）画像での骨欠損の形態の診断

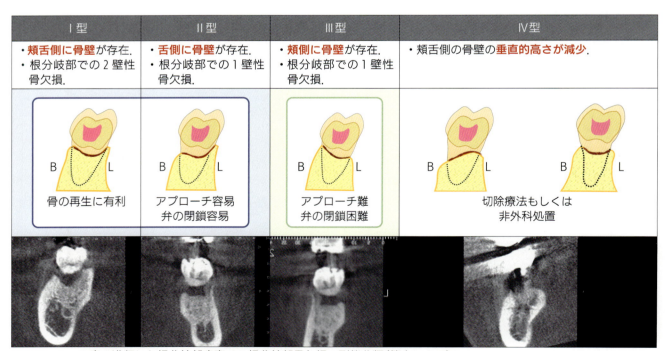

FIG 13　II～III 度の進行した根分岐部病変での根分岐部骨欠損の形態分類（筆者による）．

CHAPTER 2 剥離からみたフラップデザイン

axial(水平断)画像での診断

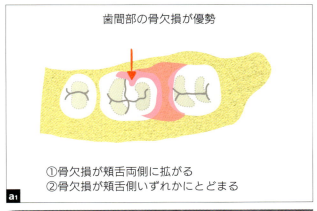
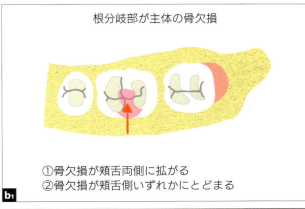

FIG 14a, b 歯間部優勢タイプか, 根分岐部限局タイプかで分類する.

sagittal(歯列平行断)画像での診断

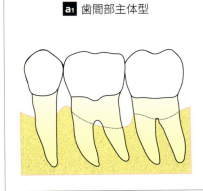
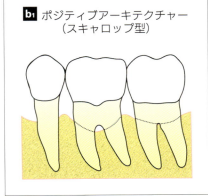
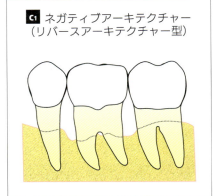
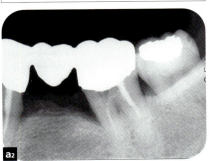
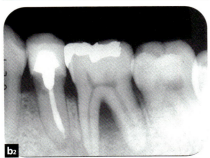
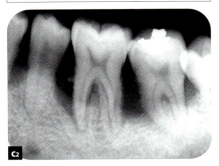

FIG 15 根分岐部と近遠心の骨頂の高さで分類(筆者による).

CHAPTER 2　剥離からみたフラップデザイン

真と同じ平面での観察となるが，CBCTではさまざまな位置でsagittal画像を切り出すことができるため，有益である．sagittal画像で注目すべき点は，「根分岐の位置」と「近遠心の骨の高さ」との位置関係である．

正常な歯では近遠心の骨レベルが高く，頬側もしくは根分岐部で骨の高さが低くなり，それが連なることでいわゆるスキャロップの形態となる．これを「ポジティブアーキテクチャー」と表現することがある．

歯周病が隣接面を主体として進行することで，歯間部に骨欠損が生じる．結果として近遠心の骨レベルが低くなり，逆スキャロップの形態となる．これを「ネガティブアーキテクチャー」と表現することがある．ネガティブアーキテクチャーの骨欠損形態で根分岐部病変が進行すると，難症例となることが多い．

また，近遠心のうちのどちらかの骨欠損が近遠心のどちらかの一側に限局して進行した際に根分岐部が含まれる場合は，通常の骨内欠損とみなすことができるため，通常の再生療法外科術式で対応が可能なことが多い．

片側型フラップを選択する条件とは？(FIG 16, 17)

それでは，どのような症例に両側型フラップを適応し，どのような症例に片側型フラップが適応されるのであろうか．

先に述べたように一般的に，歯の隣接面を主体として歯周病が進行していることが多い．結果として，歯間部を主体とした骨欠損に，根分岐部が含まれることになるので，基本的に通常の頬舌側を剥離する再生術式を選択する(CASE 6, 7)．

一方，片側型フラップを選択するのは，頬側の再生，あるいはどちらかの骨壁が存在すること，近遠心の骨レベルが正常であることが条件である．これらを組み合わせるといわゆる「key hole」型の根分岐部病変が片側型フラップの適応となることがわかる(FIG 17)．

片側型フラップを選択する条件

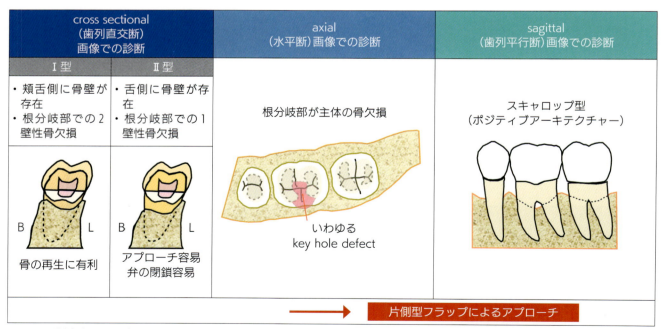

FIG 16　片側型フラップを選択するのは，根分岐部が主体の骨欠損，いわゆる key hole defect である．骨吸収と相関するプロービングデプスを有する場合に考えられる要因は，バイオフィルム，咬合性外傷，セメント質剥離，パーフォレーション，エンドペリオ病変，歯根破折，である．また，パラファンクションが関与しているケースは難易度が高い．

CHAPTER 2 剥離からみたフラップデザイン

根分岐部病変のタイプ			適応するフラップ
a 骨内欠損 + 根分岐部病変 (bone defect + furcation involvement)	骨内欠損に根分岐部病変が含まれる		通常の再生術式に準じたフラップ (→**両側型**フラップ)
	骨内欠損に根分岐部病変が含まれない		通常の再生術式に準じたフラップ または， 個別の対応 (→**両側型**フラップ，または**片側型**フラップ)
b 単独の根分岐部病変 （いわゆる ● key hole defect ● pure furcation involvement）			→**片側型**フラップ 歯肉の厚み，残存骨壁の高さ・形態により， ● trapezoidal flap + メンブレン，骨移植，or／& EMD ● 全層弁 − 部分層弁 + CTG，骨移植，or／&EMD のいずれかを選択

FIG 17　根分岐部病変の再生術式を決定する重要な要素．

複合型の下顎大臼歯根分岐部病変に対して両側型フラップで再生療法を行なった症例

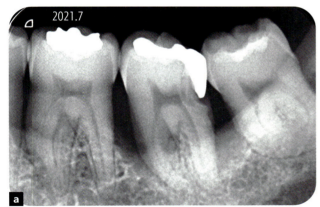

CASE 6a　術前のデンタルエックス線写真．8は清掃性の観点から抜歯適応となった．

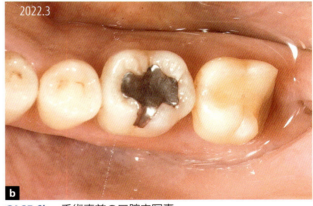

CASE 6b　手術直前の口腔内写真．

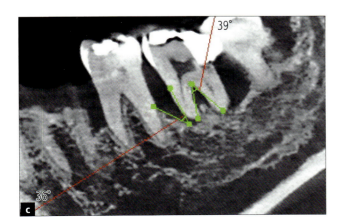

CASE 6c　sagittal 画像から近遠心の骨壁が根分岐部の骨壁よりも低い位置にあることが確認され，難症例であることがわかる．

49

CHAPTER 2　剥離からみたフラップデザイン

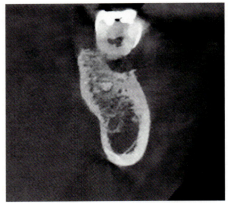

CASE 6d cross sectional 画像では根分岐部で舌側の骨壁があることがわかった.

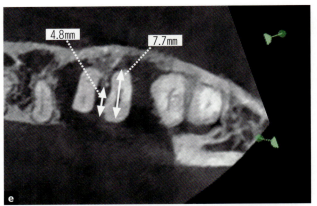

CASE 6e ⌐6を取り囲む骨欠損の中に根分岐部病変が存在することがわかる.

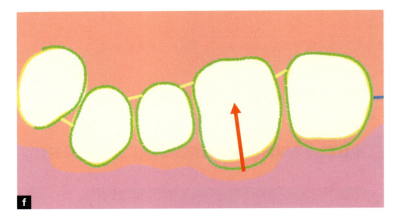

CASE 6f CBCT 画像ならびに歯肉の厚みなどを考慮して計画されたフラップデザイン. ⌐6, ⌐7の頬側は歯肉溝外切開を行ない, 骨膜減張切開による歯冠側移動(矢印)を容易にすることを意図した.

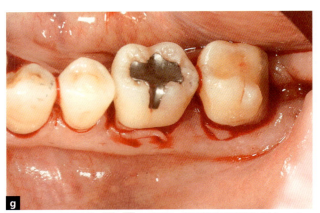

CASE 6g 切開後. ⌐6, ⌐7の頬側に歯肉溝外切開を行なった.

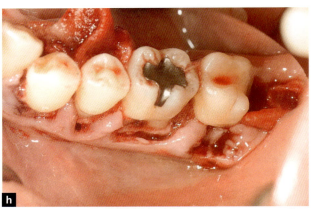

CASE 6h 両側の粘膜骨膜弁を剥離・翻転したところ. 歯間乳頭部歯肉が切開したままの形で剥離されていることに注目したい.

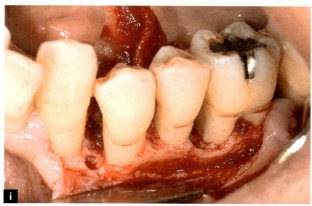
CASE 6i デブライドメント後. 3|, 4|間に深い骨欠損が存在.

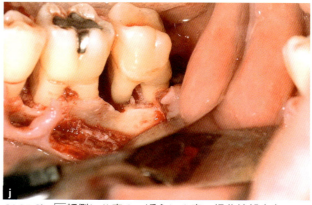
CASE 6j |7頬側にⅡ度の，近心にⅠ度の根分岐部病変.

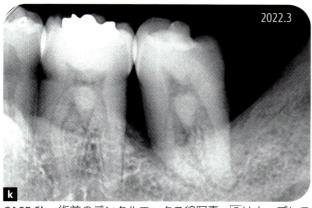
CASE 6k 術前のデンタルエックス線写真. |7はホープレスであるように思われた.

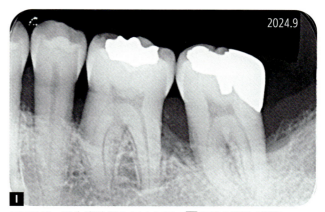
CASE 6l 再生療法後1年4か月. |7の骨の再生が著しい.

CHAPTER 2 剥離からみたフラップデザイン

複合型の上顎大臼歯根分岐部病変に対して頬・口蓋側両側型フラップで再生療法を行なった症例

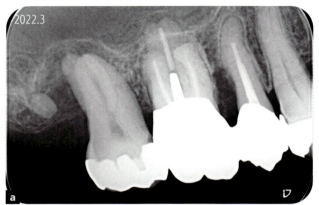

CASE 7a 術前のデンタルエックス線写真．7̲には根尖を超える骨吸収を認める．

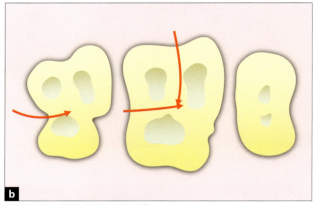

CASE 7b 根分岐部の交通度．

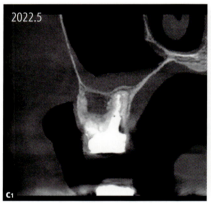
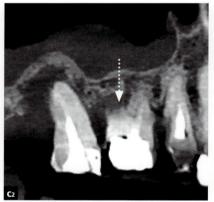
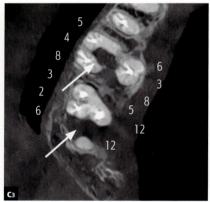

CASE 7c₁〜₃ 術前のCBCT画像とポケット深さ．6̲の遠心から頬側へ交通していることがわかる．

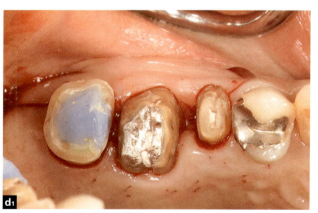
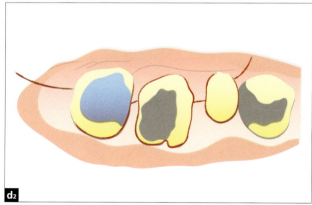

CASE 7d₁,₂ 切開後と切開線を示すシェーマ．頬側－口蓋側両側の両側型フラップとした．

CHAPTER 2 剥離からみたフラップデザイン

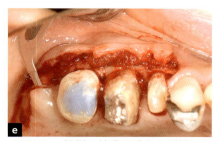

CASE 7e 頬側の粘膜骨膜弁を剥離した後に，口蓋側へ切り分けの水平方向の切開を行なった．

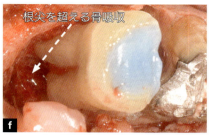

CASE 7f 掻爬後の7遠心歯根面．骨吸収が根尖を超えていることがわかる．

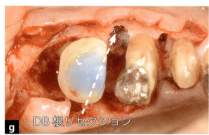

CASE 7g 交通していた遠心頬側根を抜根して，掻爬したところ．

CASE 7h 7遠心の骨欠損には「リグロス」を浸漬させた「サイトランスグラニュール」を填入し，その上に「ボナーク」を設置した．

CASE 7i 7 6間，6 5間にも同様に「リグロス」を浸漬させた「サイトランス」を填入し，その上に「ボナーク」を設置した．

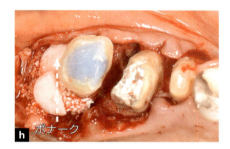

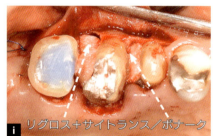

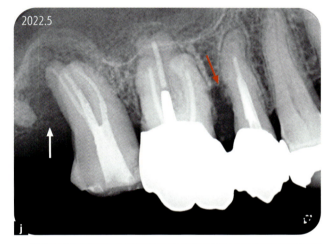

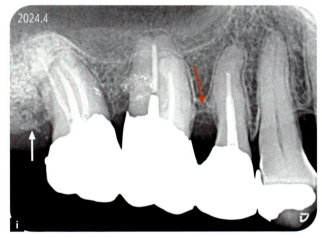

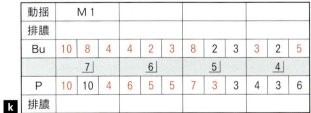

動揺	M 1										
排膿											
Bu	10	8	4	4	2	3	8	2	3	3	2	5
		7			6			5			4	
P	10	10	4	6	5	5	7	3	3	4	3	6
排膿											

動揺											
排膿											
Bu	3	3	3	3	2	3	2	2	2	2	3
		7			6			5			4	
P	3	3	4	3	2	3	3	2	3	3	4
排膿											

CASE 7j〜m 術前とメインテナンス来院時のデンタルエックス線写真とプロービングデプスの比較．著しい改善が認められる．

53

CHAPTER 2　剥離からみたフラップデザイン

片側型フラップを用いた根分岐部病変への再生術式の実際

根分岐部病変における片側型フラップは，大きくtrapezoidal（台形）型に代表される縦切開を行なうタイプのフラップと，envelope型に代表される縦切開を行なわないタイプのフラップに分けられる．trapezoidal型のフラップはもっとも頻繁に用いられる切開デザイン

根分岐部病変での片側型フラップ（trapezoidal型）の原型となったFroumによるフラップデザイン

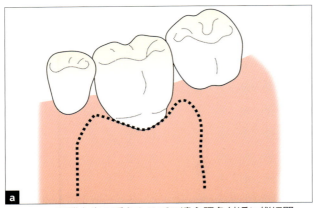

FIG 18a　両隣在歯の近心ならびに遠心隅角付近に縦切開，外科的歯間乳頭を形成する逆Ｖ型の切開を行なう．

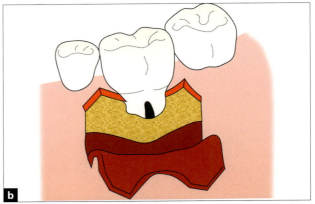

FIG 18b　根分岐部の骨欠損の骨頂から4〜5mmまで全層弁，その後，部分層弁に切り替える．

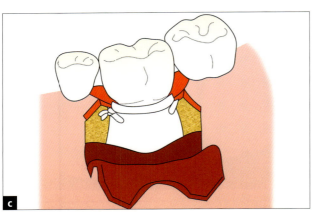

FIG 18c　歯間乳頭部の上皮を切除．EDTAによる根面処理の後，骨移植，メンブレンを設置して懸垂縫合にて固定する．

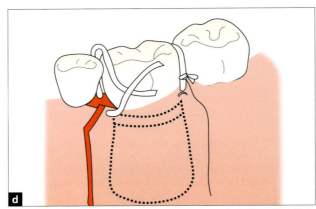

FIG 18d　コンタクトポイントを利用して弁を歯冠側へ引き上げる縫合．

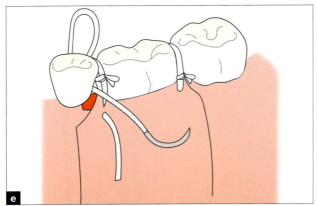

FIG 18e　近遠心の歯間乳頭部に断続縫合．

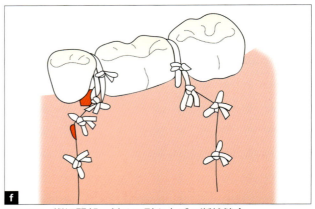

FIG 18f　縦切開部に斜めに引き上げる断続縫合．

＊参考文献40より引用・改変

CHAPTER 2　剥離からみたフラップデザイン

で，その原型は Froum によって報告された[40]．基本的には根面被覆の術式に準じるものである（FIG 18）．

Tinti らは，片側を剥離する根分岐部病変の再生術式として，1995年に根面被覆に用いる歯冠側移動術を応用した術式を提案した．この術式はメンブレンを用いたGTR であるが，歯間乳頭中央部に水平切開を加え，それより台形状のフラップを形成，途中で骨膜を切開して部分層弁とし，弁を歯冠側移動できるようにした．また，オーバーラップする歯間乳頭の上皮を切除し，閉鎖を確実なものにする術式であった．実際の口腔内では根分岐部のみならず，隣接歯の遠心に骨欠損が存在する場合など，弁を1歯分延長して形成する場合もある．

Froum によって提唱された根分岐部病変に対するtrapezoidal 型のフラップデザインは，いくつかのバリエーションで応用することができる．骨移植や生理活性物質との併用，メンブレンを利用した GTR 法での応用，骨膜ポケットフラップによる方法，CTG を併用する方法などが挙げられる．

EMD，骨移植の併用（CASE 8）

進行した根分岐部病変では，EMD と骨移植の併用は有効であると考えられている．このとき重要なことは，頰側の弁が確実に歯冠側へ引き上げられることと，歯間乳頭部の上皮を切除した面の上に確実に縫合・固定されること，である．根分岐部病変の再生療法では，術後の歯肉退縮により根分岐部が露出することは望ましくないからである．

骨膜ポケットの応用（CASE 9）

根分岐部病変では，しばしば根分岐部への骨移植が十分に行なえない場合がある．とくに根分岐部の外側に骨壁が存在せず，かつ骨が陥凹形態であったり，薄かったりすると，十分な骨移植を行なうことが難しい．このようなときに「骨膜ポケット」（CASE 1 参照）を形成することで，骨移植を容易に行なうことができる．

片側型フラップ①（三角弁 +EMD+ 骨移植）（全層弁，部分層弁，歯間乳頭部 de-epithelialization）

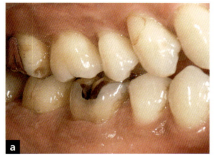
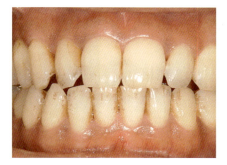
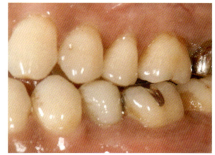

CASE 8a　術前の正面観，側方面観．

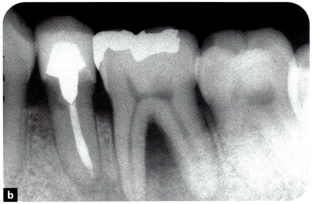

CASE 8b　術前のデンタルエックス線写真．｢6根分岐部の骨吸収が著しい．

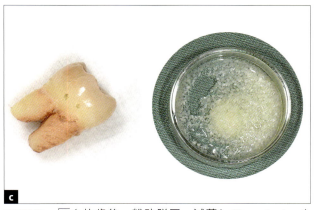

CASE 8c　｢8 を抜歯後，粉砕脱灰，滅菌して，auto tooth bone（ATB）として使用．

CHAPTER 2 剥離からみたフラップデザイン

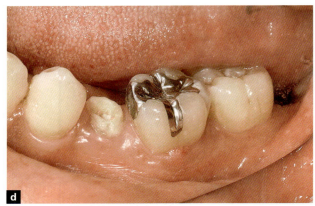

CASE 8d 手術直前の口腔内写真.

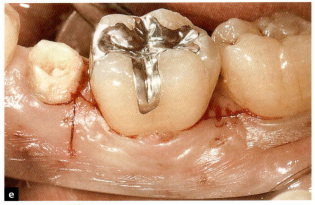

CASE 8e 切開.

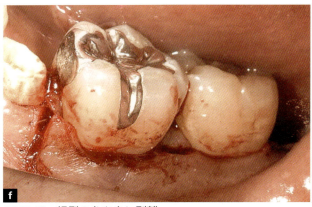

CASE 8f 頬側の弁を少し剥離.

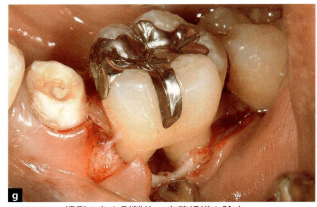

CASE 8g 頬側の弁を剥離後,肉芽組織を除去.

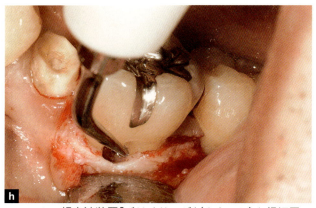

CASE 8h 超音波装置「バリオサージ」(ナカニシ)と根切用のチップは根分岐部の清掃に有効と考えている.

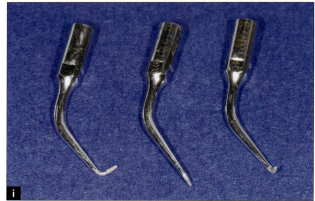

CASE 8i 根切用のダイヤモンドチップ.逆根管治療時拡大用チップ「E30LD-S」「E32D-S」「E30RD-S」(ナカニシ).

CHAPTER 2 剥離からみたフラップデザイン

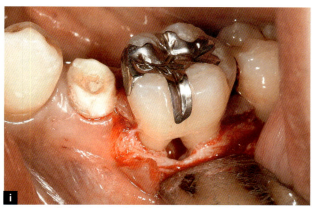

CASE 8j 「バリオサージ3」(京セラ)による清掃，手用器具による清掃が終了したところ．

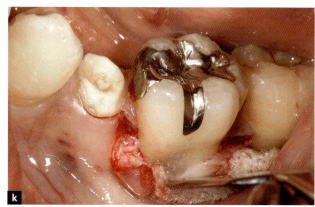

CASE 8k 「エムドゲイン®」を塗布．

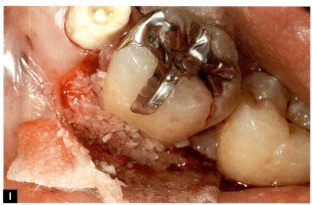

CASE 8l ATBを填入．

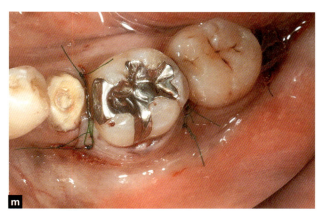

CASE 8m 縫合．

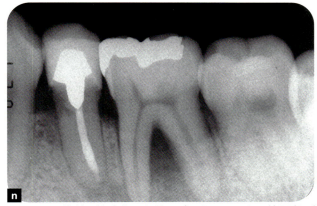

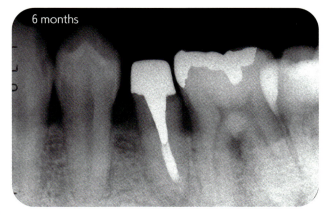

CASE 8n 術前，治療後6か月のデンタルエックス線写真の比較．

57

CHAPTER 2 剥離からみたフラップデザイン

片側型フラップ②(trapezoidal flap + 骨膜ポケット + リグロス + 骨移植)(全層弁 – 部分層弁, 歯間乳頭部上皮の切離　de-epithelialization)

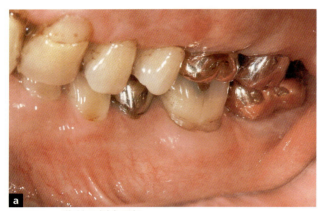

CASE 9a　術前の側方面観.

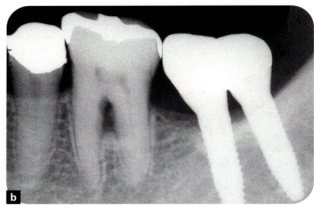

CASE 9b　術前のデンタルエックス線写真.「6の根分岐部に根の1/2に及ぶ骨吸収を認める.

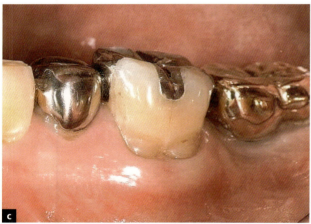

CASE 9c　手術直前の状態.

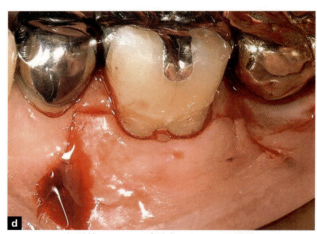

CASE 9d　台形状のフラップ形成のための切開線.

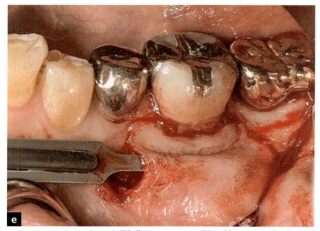

CASE 9e　トンネルを形成し, それに引き続く切り上げる形の部分層弁を形成した.

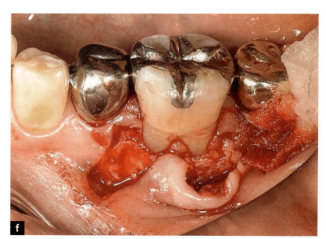

CASE 9f　フラップを形成後.

CHAPTER 2 剥離からみたフラップデザイン

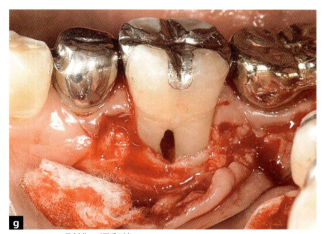
CASE 9g　剥離・掻爬後.

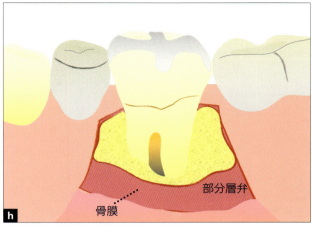
CASE 9h　全層弁，部分層弁の構成.

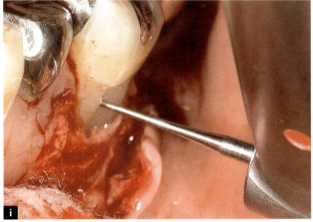
CASE 9i　「ピエゾサージェリー」(根切用のチップ)とプレーニングバーで根分岐部を清掃する.

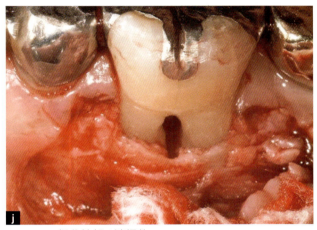
CASE 9j　根分岐部の清掃後.

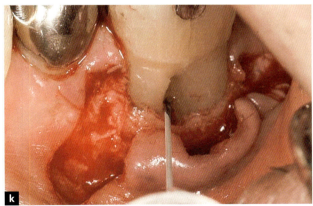
CASE 9k　「リグロス」の塗布.

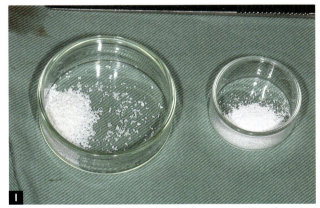
CASE 9l　「Bio-Oss®」(ガイストリッヒファーマジャパン 右)とβ-TCP(左).

CHAPTER 2　剥離からみたフラップデザイン

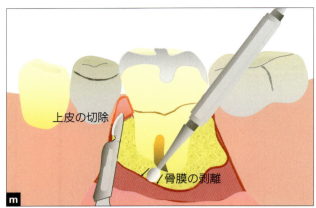

CASE 9m　骨膜フラップの形成.

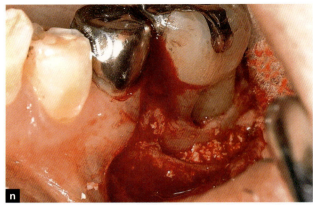

CASE 9n　骨膜フラップへ，「リグロス®」，「Bio-Oss®」，「オスフェリオン（テルフィール）」（オリンパステルモバイオマテリアル）を移植した.

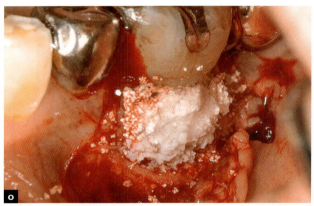

CASE 9o　骨移植終了後.

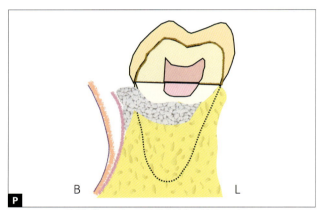

CASE 9p　骨膜ポケットに骨移植材を填入した.

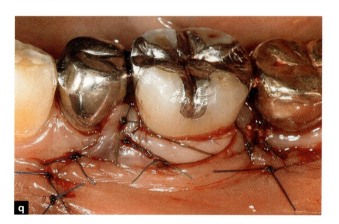

CASE 9q　縫合．懸垂縫合，斜め上方への単純縫合，引き寄せるマットレス縫合を用いた.

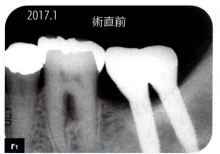
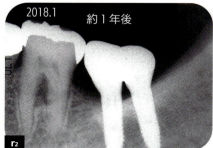
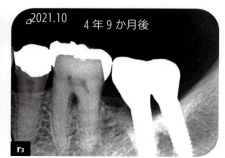

CASE 9r1〜3　手術から1年後にいったん透過性が増した後に再生，不透過性が向上した.

メンブレンを用いたGTR法（CASE 10）

　Tarnowによるtrapezoidal型の術式では，メンブレンを用いたGTRが適用された．メンブレンを利用することで確実な再生のためのスペースを確保することができる．また，骨移植を併用することで，骨再生やアタッチメントゲインで有利になることが報告されている．また，メンブレンによる遮断効果も期待される．

　メンブレンを用いた再生療法で重要なことは，創傷部の血餅が安定するために，メンブレンが確実に固定されていることである．このため，メンブレンを縫合糸にて固定する方法が従来より用いられてきた．またGBRに倣ってメンブレンをピンまたはスクリューピンで固定することも1つの手法ではある．吸収性メンブレンなどピンや縫合糸による固定が困難な場合では，接着剤によるメンブレンの固定も効果的な方法である．ただしこの場合には，一定期間を経て接着剤をとり除くことが必要となる．

片側型フラップ③（trapezoidal flap ＋EMD＋membrane ＋ 骨移植）（全層弁 – 部分層弁，歯間乳頭部上皮の切離　de-epithelialization）

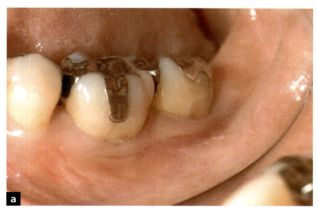

CASE 10a　2020年10月初診．患者は51歳，女性．主訴は6 7歯肉腫脹．

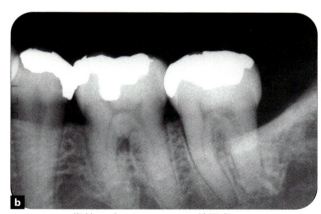

CASE 10b　術前のデンタルエックス線写真．

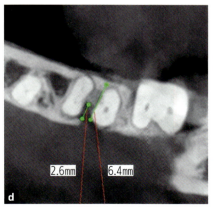

CASE 10c　歯周基本治療後のポケット値．

CASE 10d　歯根幅の1/3に及ぶ骨吸収．

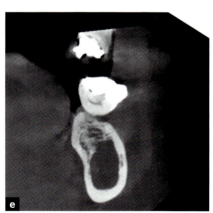

CASE 10e　舌側の骨壁が存在．

CHAPTER 2 剥離からみたフラップデザイン

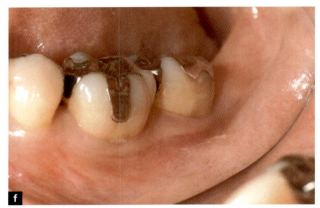
CASE 10f 手術直前の状態.

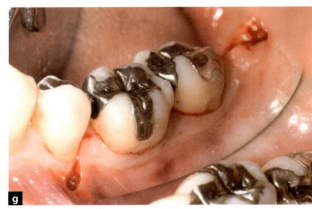
CASE 10g 切開後.

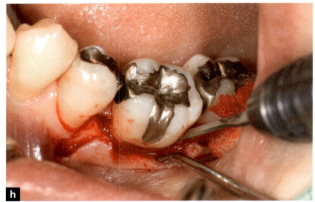
CASE 10h 頬側の全層弁を切開，剥離.

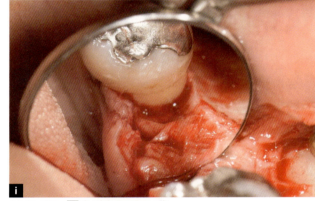
CASE 10i 「7遠心面のミラー像.

CASE 10j, k 根分岐部の掻爬後．CBCTの画像と一致する骨欠損形態が確認された.

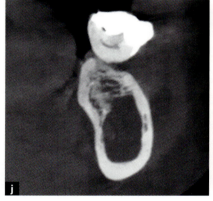

CASE 10l 根分岐部の天井は，頬側骨頂よりも歯冠側にある．ルートトランク幅が短く，補綴すると骨が下がることが予想される.
CASE 10m 骨移植後のCBCT像.

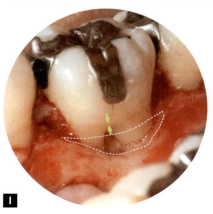
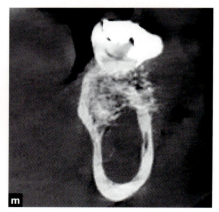

62

CHAPTER 2 剥離からみたフラップデザイン

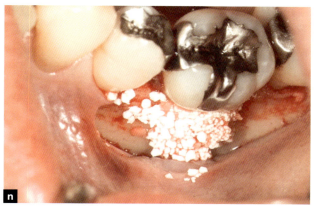
CASE 10n　骨移植後.

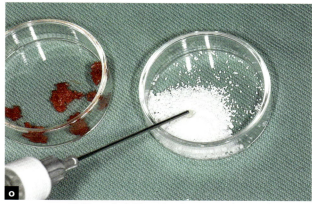
CASE 10o　EMD＋自家骨＋サイトランス（S＋M）＋メンブレン（エラシールド＋スーパーボンド）.

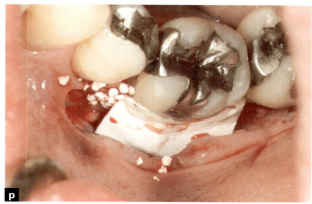
CASE 10p　吸収性メンブレンをスーパーボンドにて縫合・固定.

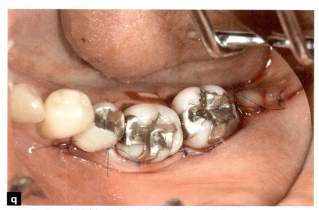
CASE 10q　頬側弁を歯冠側へ移動して縫合.

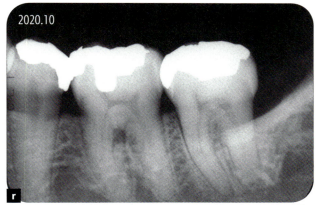
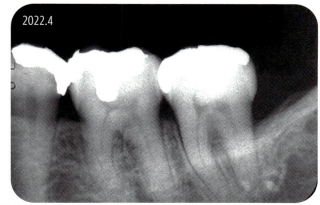
CASE 10r　治療前後のデンタルエックス線写真の比較.￣6の根分岐部の透過像が改善されている.

63

CHAPTER 2　剝離からみたフラップデザイン

CTGを併用した再生療法（CASE 11）

Zucchelliの手法（CHAPTER 4 参照）に倣って，結合組織移植片をメンブレンのかわりに用いることで，再生のための安定したスペースを確保することができる．この場合のフラップは，基本的に骨欠損周囲を除き，部分層弁が適応される．部分層弁で骨面に残した骨膜と結合組織を固定源として，吸収性縫合糸で結合組織移植片を縫合・固定することで，失った骨壁を補う天然の壁をつくることができる．結合組織移植片は自身の組織であるため治癒も良好である．また，結合組織移植片を使用することで，歯肉の厚みが増大し，術後の歯肉退縮を軽減することができるなどの副次的な効果も期待できる．また，結合組織移植を行なった部位で経年的な歯冠側方向への歯肉の伸長（いわゆるクリーピングアタッチメント）[41, 42]が起こることがしばしば報告されている．

CTGにより粘膜の厚みの改善を行なった症例

歯周外科後の歯肉退縮において，歯肉の厚みは重要な要素である．Pini-Pratoらは，歯冠側移動術単独と歯冠側移動術に加えて結合組織移植術を行なった症例の経時的変化を調べ，結合組織移植を併用したほうが歯肉退縮が少ないことを報告した．

またBaldiらは，フラップの厚みが0.8mm以上で歯冠側移動術による根面被覆の成功率が100%になることを報告している．根分岐部病変の再生療法において術後の歯肉退縮の抑制は重要である．また，軟組織の厚みが骨の維持に役立つことが近年報告されている．このようなことから近年，根分岐部病変の再生療法に結合組織移植が同時に，あるいは術前処置としてしばしば行われるようになってきている（CASE 11）．

片側型フラップ④（trapezoidal flap + EMD + membrane +骨移植）（全層弁 - 部分層弁，歯間乳頭部上皮の切離　de-epithelialization）

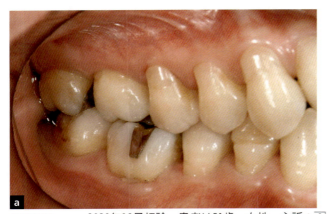
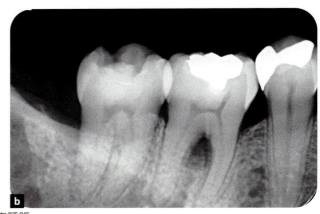

CASE 11a〜c　2020年10月初診．患者は51歳，女性．主訴：6̄歯肉腫脹．

排膿											
L	8	5	3	3	3	3	3	2	3	2	2	2
			7̄		6̄		5̄		4̄		
Bu	6	6	2	2	6	3	2	6	3	2	2	2
排膿											
動揺		M 1									

CHAPTER 2 剥離からみたフラップデザイン

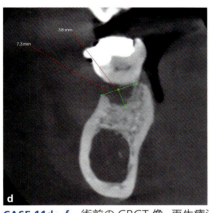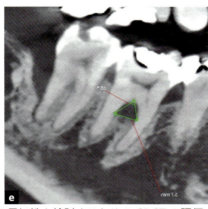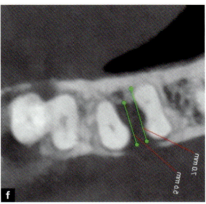

CASE 11d〜f 術前の CBCT 像．再生療法の予知性を検討するための CBCT の評価．**d**：頰側－舌側の骨頂を結んでみたところ．このラインが目標ラインになる．　**e**：根分岐部の角度を計測．　**f**：水平方向での交通度の評価．

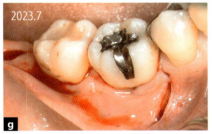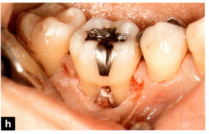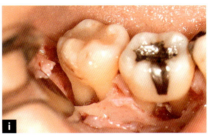

CASE 11g ［6］はすでに CTG が行なわれている．近心に縦切開，続いて歯肉溝内切開．［6 5］間は SPPT 切開．遠心端の切開を加え，三角弁の片側型フラップとした．

CASE 11h 掻爬後．ある程度の骨再生が見られた．

CASE 11i ［7］にも根分岐部を含む骨縁下欠損が見られる．

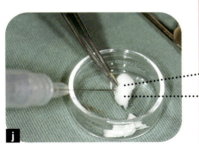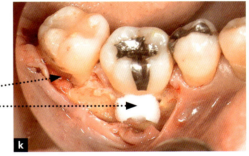

CASE 11j, k 「リグロス」を浸漬させた「テルプラグ」を填入させた．

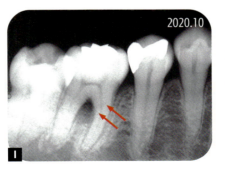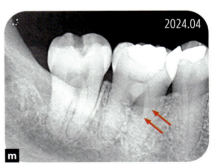

CASE 11l, m 術前のデンタルエックス線写真とメインテナンス来院時のデンタルエックス線写真の比較．根分岐部の透過像は縮小している．

65

CHAPTER 2　剥離からみたフラップデザイン

envelope 型か trapezoidal 型か？[43]

　近年，低侵襲あるいは血流の観点から，縦切開を加えずに弁を剥離・翻転する envelope 型のフラップの優位性が強調されている．

　2007年に Aimetti らは，envelope 型のフラップデザインを用いてエムドゲインと自家骨移植を併用した再生療法を行ない，垂直的・水平的アタッチメントレベルの改善が認められたことを報告している[43]．envelope 型のフラップでは血流を阻害することが少なく，また，弁の安定性の観点から好ましいと考えられる．

　一方で trapezoidal 型では，弁の伸展の自由度の点で有利であり，メンブレンの設置や結合組織移植片の縫合・固定などの操作が容易となる点ですぐれている．いずれの優劣を決定することはできないか，個々の症例に応じてフラップデザインを選択するべきと考えられる．

summary

　この章では，弁の剥離の観点からフラップデザインを検討した．従来，再生療法では，頬・舌側両側の弁を剥離することが当然とされてきたが，現在では創傷部の安定や侵襲度の点から，片側型フラップが注目されている．外科の基本的なコンセプトからは確実な明視野下のもとで操作を行なうことが重要であることはいうまでもない．しかし，片側型フラップは，低侵襲という点だけでなく，付着の獲得や審美性などの点においてもすぐれているため，今後頻用される術式となることは間違いない．頬・舌側どちらか片側を剥離する片側型フラップの臨床応用のポイントをまとめると以下のとおりである．

> **Point1　片側型フラップのポイント**
>
> ①術後の歯肉退縮を軽減することができる．
> ②根面被覆では，基本的に片側剥離である．
> ③片側からのアクセスでアプローチできる症例が適応される．
> ④術野が限定されるため，拡大鏡あるいは顕微鏡の使用が必須である．
> ⑤低侵襲の再生術式である．

参考文献

1. McLean TN, Smith BA, Morrison EC, Nasjleti CE, Caffesse RG. Vascular changes following mucoperiosteal flap surgery: a fluorescein angiography study in dogs. J Periodontol. 1995 Mar;66(3):205-10.

2. Nibali L, Pometti D, Chen TT, Tu YK. Minimally invasive non-surgical approach for the treatment of periodontal intrabony defects: a retrospective analysis. J Clin Periodontol. 2015 Sep;42(9):853-859.

3. Barbato L, Selvaggi F, Kalemaj Z, Buti J, Bendinelli E, Marca M, Cairo F. Clinical efficacy of minimally invasive surgical (MIS) and non-surgical (MINST) treatments of periodontal intra-bony defect. A systematic review and network meta-analysis of RCT's. Clin Oral Investig. 2020 Mar;24(3):1125-1135.

4. Nibali L, Koidou V, Salomone S, Hamborg T, Allaker R, Ezra R, Zou L, Tsakos G, Gkranias N, Donos N. Minimally invasive non-surgical vs. surgical approach for periodontal intrabony defects: a randomised controlled trial. Trials. 2019 Jul 27;20(1):461.

5. Termeie DA. Periodontal Review Q&A: A Study Guide. Chicago: Quintessence Publishing, 2013.

6. Carranza,Jr.FA, Newman MG. Clinical Periodontology 8 th ed. Philadelphia: WB Saunders, 1996.

7. Bartolucci EG. Periodontology. Milano: RC LIBRI, 2001.

8. Steigmann L, Steigmann M, Di Gianfilippo R, Wang IC, Wang HL, Chan HL. Comparative Assessment of Flap-Advancing Techniques in an Ex Vivo Cadaverous Porcine Model. Int J Oral Maxillofac Implants. 2022 Jul-Aug;37(4):823-829.

9. 榎本紘昭．究極のインプラント審美．東京：クインテッセンス出版，2007.

10. 信藤孝博．微小循環から視た組織治癒反応．　QDI 別冊　即時埋入 vs．待時埋入．2009.

11. Greenstein G, Greenstein B, Cavallaro J, Elian N, Tarnow D. Flap advancement: practical techniques to attain tension-free primary closure. J Periodontol. 2009 Jan;80(1): 4 -15.

12. Steigmann M, Salama M, Wang HL. Periosteal pocket flap for horizontal bone regeneration: a case series. Int J Periodontics Restorative Dent. 2012 Jun;32(3):311-20.

13. Trombelli L, Simonelli A, Schincaglia GP, Cucchi A, Farina R. Single-flap approach for surgical debridement of deep intraosseous defects: a randomized controlled trial. J Periodontol. 2012 Jan;83(1):27-35.

14. Trombelli L, Farina R, Franceschetti G, Calura G. Single-flap approach with buccal access in periodontal reconstructive procedures. J Periodontol. 2009 Feb;80(2):353-60.

15. Trombelli L, Simonelli A, Pramstraller M, Wikesjö UM, Farina R. Single flap approach with and without guided tissue regeneration and a hydroxyapatite biomaterial in the management of intraosseous periodontal defects. J Periodontol. 2010 Sep;81(9):1256-63.

16. Windisch P, Iorio-Siciliano V, Palkovics D, Ramaglia L, Blasi A, Sculean A. The role of surgical flap design (minimally invasive flap vs. extended flap with papilla preservation) on the healing of intrabony defects treated with an enamel matrix derivative: a 12-month two-center randomized controlled clinical trial. Clin Oral Investig. 2022 Feb;26(2):1811-1821.

17. Kaner D, Soudan M, Zhao H, Gaßmann G, Schönhauser A, Friedmann A. Early Healing Events after Periodontal Surgery: Observations on Soft Tissue Healing, Microcirculation, and Wound Fluid Cytokine Levels. Int J Mol Sci. 2017 Jan 27;18(2):283.

18. Trombelli L, Simonelli A, Quaranta A, Tu YK, Li H, Agusto M, Jiao XJ, Farina R. Effect of Flap Design for Enamel Matrix Derivative Application in Intraosseous Defects. JDR Clin Trans Res. 2021 Apr; 6 (2):184-194.

19. Mathala VL, Konathala SVR, Gottumukkala NVSS, Pasupuleti MK, Bypalli V, Korukonda R. Single-flap versus double-flap approach for periodontal pocket reduction in supraosseous defects: a comparative study. J Periodontal Implant Sci. 2021 Aug;51(4):239-253.

20. Cortellini P, Prato GP, Tonetti MS. The modified papilla preservation technique. A new surgical approach for interproximal regenerative procedures. J Periodontol. 1995 Apr;66(4):261-6.

21. Cortellini P, Prato GP, Tonetti MS. The simplified papilla preservation flap. A novel surgical approach for the management of soft tissues in regenerative procedures. Int J Periodontics Restorative Dent. 1999 Dec;19(6):589-99.

22. Siervo S. Suturing Techniques in Oral Surgery. Quintessenza Edizioni, 2017.

23. Nelson SW. The subpedicle connective tissue graft. A bilaminar reconstructive procedure for the coverage of denuded root surfaces. J Periodontol. 1987 Feb;58(2):95-102.

24. Tinti C, Vincenzi G, Cocchetto R. Guided Tissue Regeneration in Mucogingival Surgery. J Periodontol. 1993 Nov;64 Suppl 11S:1184-1191.

25. Zucchelli G, De Sanctis M. A novel approach to minimizing gingival recession in the treatment of vertical bony defects. J Periodontol. 2008 Mar;79(3):567-74.

26. Zucchelli G, Mounssif I, Marzadori M, Mazzotti C, Felice P, Stefanini M. Connective Tissue Graft Wall Technique and Enamel Matrix Derivative for the Treatment of Infrabony Defects: Case Reports. Int J Periodontics Restorative Dent. 2017 Sep/Oct;37(5):673-681.

27. Huang HL, Ma YH, Tu CC, Chang PC. Radiographic Evaluation of Regeneration Strategies for the Treatment of Advanced Mandibular Furcation Defects: A Retrospective Study. Membranes (Basel). 2022 Feb 14;12(2):219.

28. Lindhe J, Nyman S. The effect of plaque control and surgical pocket elimination on the establishment and maintenance of periodontal health. A longitudinal study of periodontal therapy in cases of advanced disease. J Clin Periodontol. 1975 Apr; 2 (2):67-79.

29. Lindhe J(著), 岡本浩(監訳). 臨床歯周病学とインプラント. 東京：クインテッセンス出版, 2005.

30. Termeie DA. Periodontal Review: A Study Guide. Chicago: Quintessence publishing, 2013.

31. Hamp SE, Nyman S, Lindhe J. Periodontal treatment of multirooted teeth. Results after 5 years. J Clin Periodontol. 1975 Aug; 2 (3):126-35.

32. Walter C, Weiger R, Zitzmann NU. Accuracy of three-dimensional imaging in assessing maxillary molar furcation involvement. J Clin Periodontol. 2010 May;37(5):436-41.

33. Walter C, Kaner D, Berndt DC, Weiger R, Zitzmann NU. Three-dimensional imaging as a pre-operative tool in decision making for furcation surgery. J Clin Periodontol. 2009 Mar;36(3):250-7.

34. Tarnow D, Fletcher P. Classification of the vertical component of furcation involvement. J Periodontol. 1984 May;55(5):283-4.

35. Tonetti MS, Christiansen AL, Cortellini P. Vertical subclassification predicts survival of molars with class II furcation involvement during supportive periodontal care. J Clin Periodontol. 2017 Nov;44(11):1140-1144.

36. Teslaru S, Mârţu S. Aportul explorărilor imagistice CT in diagnosticul bolii parodontale [The contribution of CT imaging in the diagnosis of periodontal disease]. Rev Med Chir Soc Med Nat Iasi. 2009 Jul-Sep;113(3):904-10. Romanian.

37. Vandenberghe B, Jacobs R, Yang J. Detection of periodontal bone loss using digital intraoral and cone beam computed tomography images: an in vitro assessment of bony and/or infrabony defects. Dentomaxillofac Radiol. 2008 Jul;37(5):252-60.

38. Vandenberghe B, Jacobs R, Yang J. Diagnostic validity (or acuity) of 2 D CCD versus 3 D CBCT-images for assessing periodontal breakdown. Oral Surg Oral Med Oral Pathol Oral Radiol Endod. 2007 Sep;104(3):395-401.

39. Misch KA, Yi ES, Sarment DP. Accuracy of cone beam computed tomography for periodontal defect measurements. J Periodontol. 2006 Jul;77(7):1261-6.

40. Froum SJ, Tarnow D. Modified coronally positioned flap for obtaining new attachment in Class 2 and 3 furcation defects. Part I: Rationale and surgical technique. Int J Periodontics Restorative Dent. 1995 Oct;15(5):462-73.

41. Özkan Karataş, Hatice Balcı Yüce, Mehmet Murat Taskan, Ali Buğra Yanık. Creeping attachment after free gingival graft, and coronally positi oned flap. Int Dent J. 2024 October;74(Supplement 1): S168-S169.

42. Wan W, Zhong H, Wang J. Creeping attachment: A literature review. J Esthet Restor Dent. 2020 Dec;32(8):776-782.

43. Aimetti M, Romano F, Pigella E, Piemontese M. Clinical evaluation of the effectiveness of enamel matrix proteins and autologous bone graft in the treatment of mandibular Class II furcation defects: a series of 11 patients. Int J Periodontics Restorative Dent. 2007 Oct;27(5):441-7.

CHAPTER 3

インプラント周囲炎の
再生療法と
フラップデザイン

インプラント周囲炎の原因

TABLE 1 インプラント周囲粘膜炎とインプラント周囲炎の診断基準.

		診断基準
インプラント周囲粘膜炎		・以前の検査時よりプロービングデプスの増加の有無にかかわらず，プロービング時の出血や排膿をともなう. ・初期の骨リモデリング後から周囲骨の吸収がない.
インプラント周囲炎	以前の検査値がある場合	・プロービング時の出血や排膿を認める場合. ・以前の検査時よりプロービングデプスの増加を認める. ・初期の骨リモデリング後からの周囲骨の吸収.
	以前の検査値がない場合	・プロービング時の出血や排膿を認める場合もある. ・プロービングデプス値が 6 mm 以上. ・インプラント体上部から 3 mm 以上の周囲骨の吸収.

日本における患者単位のインプラント周囲粘膜炎罹患率は33.3%，インプラント周囲炎罹患率は9.7%．＊Ogata ら，日本歯周病学会，2017．より引用・改変

インプラント周囲炎の罹患率・原因

インプラントが長期生存することが数々の文献で報告され[1]，インプラントは，オッセオインテグレーションの確立とともに長期にわたり口腔内で機能し，患者の口腔関連QOLの向上に役立つことがわかっている[2,3]．その一方で，長期間経過するとインプラントと天然歯が乖離する問題[4～9]と，インプラント周囲疾患の問題が大きくクローズアップされてきた．

インプラント周囲炎の原因

また2017年の米国歯周病学会・ヨーロッパ歯周病学会のワークショップによりインプラント周囲炎が新たに定義づけられるとともに，インプラント周囲の健全な状態も定義されている[10,11]（TABLE 1）．強く関連している原因因子として，歯周炎の既往[12]や，口腔衛生状態の不良，そして定期的なメインテナンスの欠如が挙げられている．

Canullo ら(2016)は，インプラント周囲炎の3つの主要原因因子として，外科的要因，補綴的要因，プラークによる要因を挙げ，それらの関連する割合について調べたところ，外科的要因によるインプラント周囲炎が40.8%，補綴起因性が30.4%，プラーク起因性が28.8%であることを報告している[13]（FIG 1）．

インプラント周囲炎の増悪因子は，局所因子と全身因子（ならびに習慣）に分けられる．

Monje らは，インプラント周囲炎の局所的な素因として，軟組織の特徴，インプラントの埋入ポジション，上部構造の設計が，インプラント周囲炎の発症と増悪に強く関与していることを報告している[14,15]．また，インプラント周囲炎の全身的要因もしくは習慣として，高血糖と喫煙をあげている．

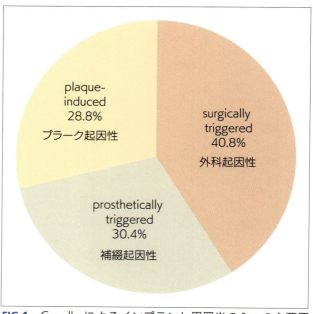

FIG 1 Canullo によるインプラント周囲炎の3つの主要原因因子の割合．＊参考文献13，65より引用

CHAPTER 3　インプラント周囲炎の再生療法とフラップデザイン

TABLE 2　文献で報告されている，インプラント周囲疾患や症状に関与する素因因子，促進因子．

要素		局所的要因	理由
素因	軟組織環境	角化粘膜＜2mm	歯磨き時の不快感の増加，粘膜の炎症，退縮
		狭い口腔前庭（＜4mm）	可動粘膜によるプラークへのアクセスの低下
		歯槽頂粘膜の薄いフェノタイプ（＜2mm）	より早期の骨吸収と粘膜の退縮
	硬組織環境	極端に硬い骨	より早期の骨吸収
	外科的要因	不適切なインプラントポジション	より大きな頰舌的，かつまたは垂直的な骨吸収
		高い埋入トルク値（＞50Ncm）	より早期の骨吸収
		不適切なエマージェンスアングル（＞30°）	プラークとデブリスの蓄積，嵌入
	補綴的要因	清掃困難な上部構造	プラークコントロールのためのアクセスが困難
		骨−上部構造の距離＜1.5mm	炎症性浸潤
増悪因子	補綴段階	粘膜下の残留セメント	炎症反応
	メインテナンス段階	粘膜下の残留フロス	炎症反応

　インプラント周囲炎は，基本的にバイオフィルムによる感染を主体として発症する炎症性疾患ではあるが，その発症や増悪においてこれらの局所的，あるいは全身的要因が関連する．当初インプラント周囲炎においても歯周炎と同様の歯周病原細菌が強く関与していると考えられてきたが，近年では歯周炎とは異なった菌による感染も多く存在することが報告されている[16〜19]．

　セメントの残留やフロスの残留も，インプラント周囲炎を引き起こす引き金となるので注意しなければならない（**TABLE 2**）．

　Wilson ら（2009年）は，セメント残留をインプラント周囲炎発症の重篤な要因として報告した[20]．Wilson らは，インプラント周囲炎の兆候のある42本のテスト群と，無症状の20本のコントロール群を評価したが，20本のコントロール群では，余剰セメントはまったく見受けられ

ず，42本のテスト群のうち34本に余剰セメントが存在していた．エンドスコープ下でのセメント除去後，30日後では，33本のテスト群のうち25本は，臨床的またはエンドスコープ下での炎症の所見が消失していた．余剰セメントは，多数の81％で，インプラント周囲病変と関連性が認められ，余剰セメントの除去後は，74％でインプラント周囲病変の兆候が消失した．

　残留セメントは，現在では増悪の付加的要因と捉えられている．事実，セメントの除去により速やかに炎症が改善することが報告されている．実際の臨床でも同様に急速に増悪したインプラント周囲の炎症の主な原因となった残留セメントを取り除くと同時に，インプラント体ならびにインプラント周囲組織の除染を行うことで，良好な予後を得た症例をしばしば経験する（**CASE 1a〜e**）

71

CHAPTER 3　インプラント周囲炎の再生療法とフラップデザイン

残留セメントが原因でインプラント周囲炎を起こした症例

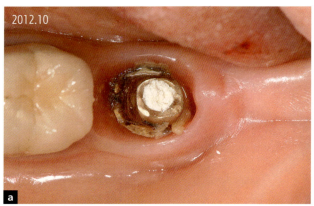

CASE 1a　患者は53歳の女性．2006年5月にインプラントを埋入．2011年12月に上部構造の脱離で再仮着を行っていた．2012年10月，インプラント周囲粘膜の腫脹と咬合痛で来院．急性炎症が収まり，仮着していた上部構造を外したところ，溢出したセメントの残留が認められた．

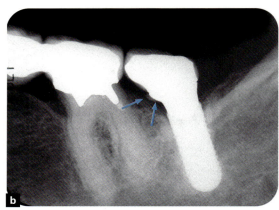

CASE 1b　デンタルエックス線写真．インプラント近心部の粘膜貫通部に沈着物（セメントの残留）を認める．

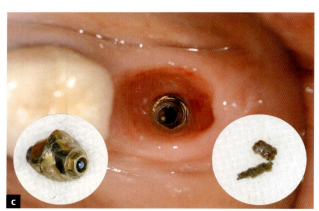

CASE 1c1〜3　浸潤麻酔下でセメント仮着用のアバットメントを外した状態．粘膜に発赤が認められる．Er, Cr:YSGGレーザーにてインプラント周囲溝付近を掻爬・洗浄したところ，インプラント周囲粘膜から縁下歯石のように黒色化した複数の残留セメントが除去された．

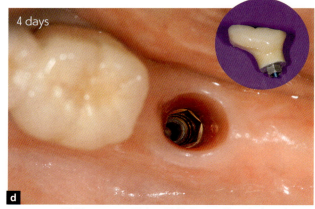

CASE 1d　残留セメント除去，洗浄後4日後．炎症は速やかに消退した．上部構造をスクリュー固定式に変更し，粘膜貫通部のカントゥアを修正して再装着を行った．

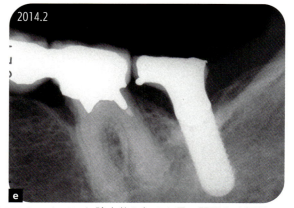

CASE 1e　セメント除去後1年4か月．問題なく経過している．

72

インプラント周囲炎の治療の流れ

インプラント周囲炎に対する治療は，基本的に歯周炎に対する治療と同様のプロセスで行われる[21]．

非外科治療（後に詳述）

適切な診査・診断の後に，非外科的治療としての歯周基本治療と同様の原因除去のための治療プロセスが設定される．この歯周基本治療と同等の非外科治療で，口腔清掃指導ならびにインプラント表面の機械的・化学的な除染が行われる．進行したインプラント周囲炎に対しては，非外科的治療の効果は限定的とする報告が多い[22〜24]．しかしながら，実際の臨床では非外科治療のみで炎症が改善し，長期にわたり維持されることも経験する．

インプラントの撤去とインプラント再埋入

進行したインプラント周囲に対する確実な原因除去の治療は，インプラント体の撤去である．インプラント体の撤去により確実に感染性因子は取り除かれ，骨の回復を得てインプラント再埋入が行われる（**CASE 2a〜i**）．撤去を決定するための明確な指針は現時点でもない．西村は，インプラント体の撤去の判断項目として，

①インプラントの破折や動揺，咬合時の痛み，位置不良などの理由により，インプラントが機能していないこと
②進行した骨吸収や全身疾患，アレルギー，審美的問題などから，予後が思わしくない状況であること
③上部構造に問題がある，あるいはインプラント体を含めてパーツなどが供給されていないこと

などを挙げている[25]．インプラント周囲炎による骨吸収の進行程度に関しても明確な基準はないが，Mishらはインプラント体の1/2を超えた骨吸収を撤去の対象と捉えている[26]．Okayasuらの報告でも同様に，この1/2という数値を撤去の目安にしている[27]．

注意すべきことは，インプラント脱落後のインプラント再埋入の予後成績が必ずしも高いとはいえないことである．

Machteiらによると再インプラントの生存率は71%[28]，Grossmannらによると2度失敗した部位の3度目の埋入を行った場合の生存率は60%[29]で，再埋入された部位へのインプラントの生存率が高くない．したがって，失敗の原因を正しく分析したうえで，再埋入に際しては，直径の大きさを上げたインプラント体を使用するなどの改善策を講じたうえで，再埋入を行わなければならない．

インプラントを撤去後，再埋入した症例

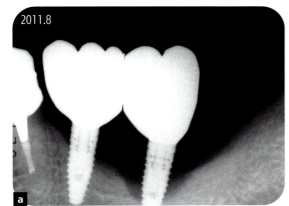

CASE 2a 6 7 インプラント周囲に進行した骨吸収を認める．

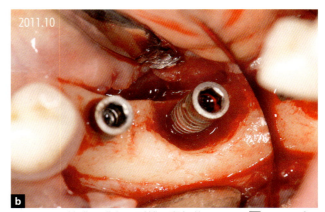

CASE 2b 粘膜骨膜弁を剥離・翻転後．とくに 7 はインプラント体の長さ1/2を越える骨吸収をきたしていたため，撤去することとした．また同時に 6 も埋入してからの期間が短いため，撤去・再埋入することとした．撤去後GBRを行い，骨の回復を行った．

CHAPTER 3　インプラント周囲炎の再生療法とフラップデザイン

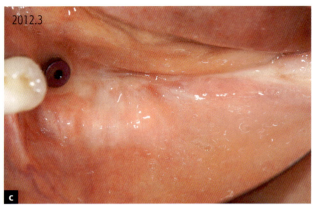

CASE 2c　再埋入から5か月後の状態．粘膜の治癒は良好だが，角化粘膜の幅に問題が残ることが予想される．

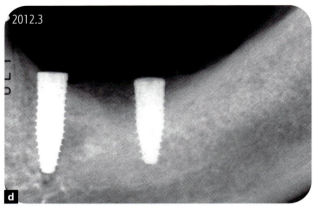

CASE 2d　新たに埋入されたた$\overline{6\ 7}$のインプラント．

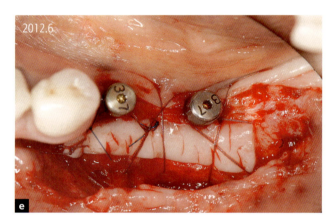

CASE 2e　遊離歯肉移植（FGG）ならびに口腔前庭拡張術を行い，清掃性・予知性の向上を図った．

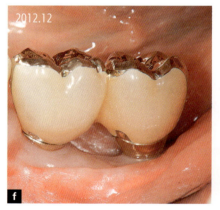

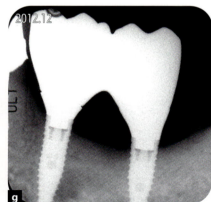

CASE 2f　FGG後6か月．素材と形態を変えて新たに装着された上部構造．角化粘膜の幅が確保され，清掃性が向上した．インプラント周囲粘膜の状態は良好である．
CASE 2g　新たに作製された上部構造装着時のデンタルエックス線写真．良好な骨の再生を認める．

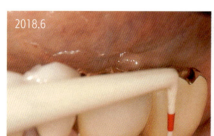

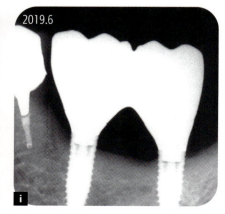

CASE 2h　インプラント周囲の再生療法から1年後．プロービングデプスは2mm程度，問題なく経過している．
CASE 2i　メインテナンス時．インプラント周囲骨頂部が明瞭になってきていることがわかる．

CHAPTER 3 インプラント周囲炎の再生療法とフラップデザイン

インプラント周囲炎の治療①
非外科的な原因除去治療

インプラント周囲炎の治療の第1ステップとして行う治療は、非外科的な原因除去治療である。これは先に述べたように歯周治療における歯周基本治療に相当する。非外科的な原因除去治療を以下の3つのSTEPで行う（**FIG 2a〜l**）。

STEP 1

インプラント周囲溝の洗浄を行い、炎症の消退を図る。必要に応じて局所的・全身的な抗菌薬の投与を行う。急性炎症が落ち着いてきたら再度、口腔衛生指導を行う。このとき可能であれば上部構造を外す。これによりインプラント周囲溝の自浄作用が期待できるとともに、上部構造の粘膜貫通部の清掃、粘膜貫通部近辺の粘膜表面の清掃を、明視野化で確実に行うことができる。

発赤・炎症が続くことが予想される場合に、患者の了承を得ることができれば、上部構造を外してヒーリングキャップに交換する。これにより速やかに炎症は消退する。上部構造を元に戻した場合は、再来院時に再び上部構造を外して、粘膜貫通部ならびに粘膜表面のプラークの付着状況を、染め出しにより確認する。

STEP 2

口腔清掃の改善、炎症の軽減を得た後に、インプラント体表面の除染を行う。インプラント表面の沈着物の機械的除去は、手用スケーラー、超音波スケーラー、グリシンパウダーの噴射（「エアロパウダープラス」EMSなど）[30]、により行う。また化学的除染としてテトラサイクリンの塗布と生理食塩水による洗浄などを行う（後述 **FIG 4**）。

STEP 3

一連の非外科的な原因除去治療の後に、再評価を行う。これによりメインテナンスへの移行、あるいは外科処置への移行を検討する。

前述のように、インプラント周囲に炎症がある場合、まずは原因除去のための非外科的な治療を行うが、これは歯周基本治療に相当する。インプラント周囲粘膜炎では非外科治療により改善が見込めるが、インプラント周囲炎では非外科治療のみの対応では効果が限定的と考えられている。とくに、インプラント周囲炎により生じた病的ポケットの最深部の除染は困難なことが、Polakらにより報告されている[31]。しかしながら、実際の臨床では非外科治療のみで良好に経過している症例もしばしば経験する。

インプラント周囲炎に対する非外科治療

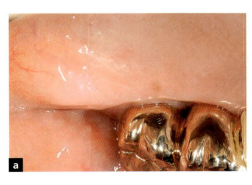
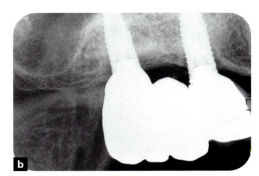

FIG 2a 定期的メインテナンスに来院時。7 5 の歯肉を押すと排膿が認められた。
FIG 2b 上顎右側臼歯部デンタルエックス線写真。インプラント頸部に軽度の骨吸収が認められる。

CHAPTER 3　インプラント周囲炎の再生療法とフラップデザイン

STEP 1 再度口腔衛生指導を行う．可能であれば上部構造を外す．患者の理解が得られるなら，一時的にヒーリングキャップに交換しておくと，炎症の消退が早い

FIG 2c 上部構造を除去すると，周囲組織の発赤と食渣が認められた．

FIG 2d 染め出しを行うと，多量のプラーク付着が認められた．

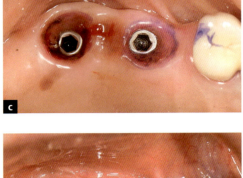
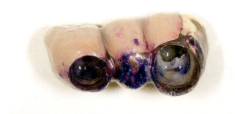

STEP 2 口腔衛生の改善，炎症の軽減を得た後，インプラント体表面の除染を行う．SRPとグリシンパウダーによる除染が主体となる

FIG 2e インプラント周囲粘膜の発赤は改善されてきた．上部構造を外すことができれば改善も早い！

FIG 2f インプラント周囲のSRPを行う．手用キュレットでインプラント体周囲のSRPを行っている

FIG 2g 「エアロパウダープラス」（EMS）にてグリシンパウダーを噴射．気腫を引き起こさないよう十分に注意する！

FIG 2h テトラサイクリン飽和液を2分間浸した後，洗浄を行った．

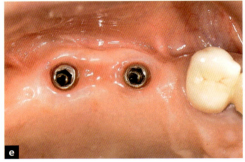
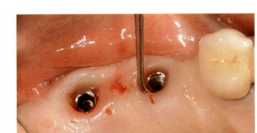
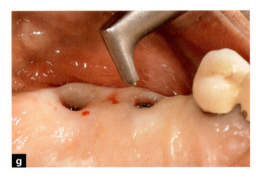
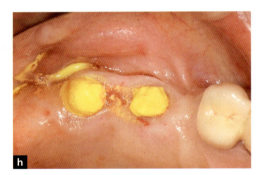

STEP 3 一連の非外科処置の後，再評価を行い，メインテナンスあるいは外科処置への移行を検討する

FIG 2i 再評価を行ったところ，プロービングデプスが改善していたため，上部構造を元に戻すこととした．

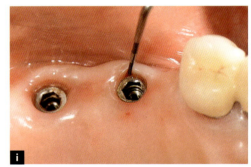

FIG 2j, k 治療前後の比較．粘膜の状態が改善されている．上部構造の形態を修正して再装着した．

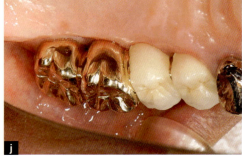
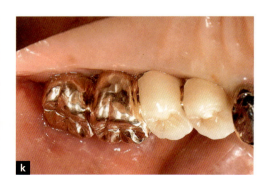

インプラント周囲炎の治療②
切除療法

インプラント周囲に対する外科治療は、歯周外科と同様に、組織付着法に相当する術式、切除療法、再生療法に大別される。組織付着法に相当する open flap curettage の術式では予後成績はあまり芳しくないと考えられている。

水平性骨吸収をきたした症例や、1壁性あるいは2壁性の骨欠損、非審美領域のインプラント、メインテナンスの難しい症例に対して切除療法が選択される(**FIG 3a～d**)。切除療法では、インプラント周囲のポケットの除去、あるいは減少を図る術式で、必要に応じて軟組織・硬組織の形態修正を行い、清掃性を向上させる。切除療法と適切なメインテナンスの組み合わせにより、平均4.5年後にポケット値、BOP の著明な減少、骨レベルの維持など、長期的に良好な結果を得ることができることを Berglundh は報告している[32]。切除療法は、基本的に歯周外科の切除療法の手技に準じ、歯肉弁根尖側移動術が用いられる。

弁を剥離・翻転した後に、骨内欠損上の肉芽組織の除去を行う。このとき、新鮮な骨面が裸出するまで徹底的に掻爬を行うことが重要である。

つぎに、インプラント体表面の除染を行う。機械的な除染の手法としてはチタンブラシによる清掃、レーザー照射(Er:YAG レーザー、Er, Cr:YSGG レーザーなど)[33]、パウダーの噴射(グリシンパウダー、β-TCP パウダー)[34]などである(**FIG 4a～c**)。

インプラント表面のポケットの除去のみならず口腔前庭拡張を併せて行う場合は、全層弁-部分層弁のコンビネーションによる根尖側移動術を適応する。弁を剥離・翻転後、汚染されたインプラント周囲の除染を行い、必要に応じて骨整形・骨切除を行い、弁を根尖側に設置して縫合・固定する。

インプラント体の表面を回転切削器具で削合して、除染と同時に滑沢化を図るインプラントプラスティー[35]は、除染を確実に行えるものの、インプラント体の強度を低下させたり、多量に金属粉を散乱させるため、適応には注意が必要である。

全層弁-部分層弁による根尖側移動術のフラップデザインと、その具体的な治療術式を臨床例に示す(**CASE 3a～m**)。

インプラント周囲炎に対する切除療法

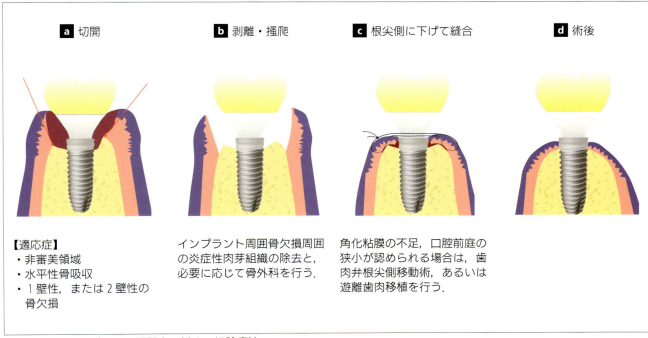

FIG 3a～d インプラント周囲炎に対する切除療法.

CHAPTER 3　インプラント周囲炎の再生療法とフラップデザイン

代表的なインプラント表面の除染方法

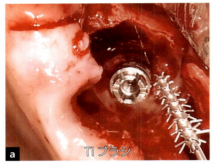 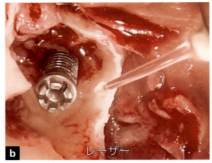 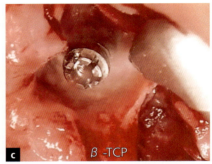

FIG 4a～c　インプラント表面の除染方法．単独の手法のみではなく，複数の手法を組み合わせて行う．**a**　チタンブラシによる清掃．**b**　Er, Cr:YSGG レーザー照射による清掃．**c**　β-TCP の噴霧による清掃．

　切除療法の最大のメリットは，インプラント周囲の病的ポケットの減少と清掃性の向上である．ポケットの除去にともない歯間部歯肉の退縮や鼓形空隙の開大が必然的に起こることに注意しなければならない．

切除療法を行なった症例

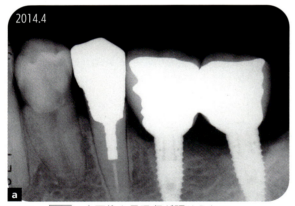

CASE 3a　|6 7 に水平的な骨吸収が認められる．

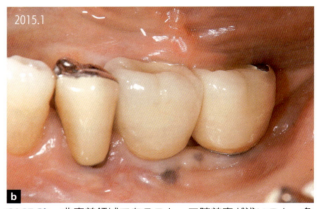

CASE 3b　非審美領域であること，口腔前庭が浅いこと，角化粘膜の幅が狭いことにより，口腔前庭の拡張と角化粘膜の幅の確保が求められる．

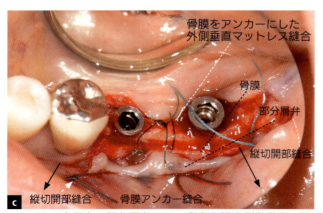 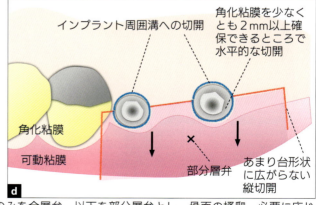

CASE 3c　全層弁-部分層弁による歯肉弁根尖側移動術．骨頂部のみを全層弁，以下を部分層弁とし，骨面の掻爬，必要に応じて骨整形を行なった後に，汚染したインプラント表面の除染を行ない，歯肉弁根尖側移動術を用いて弁を根尖側へ設置して縫合を行なった．縫合後，創部はパックで保護した．
CASE 3d　フラップデザインと弁の形成．

CHAPTER 3 インプラント周囲炎の再生療法とフラップデザイン

CASE 3e 角化粘膜を最大限に保存しながら部分層弁にて切開を行なう．メスで切開すると同時に，剥離も行なってゆく．
CASE 3f メスによる部分層での切開を遠心方向に向かって進める．メスによる穿孔に注意する．

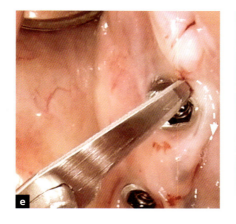
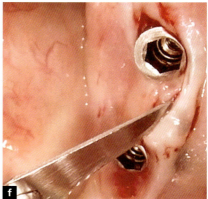

CASE 3g ある程度根尖側へ進んだらメスによる穿孔を防ぐため，縦切開部からメスを挿入し，歯冠側に向かって切り上げるような切開を行なう．
CASE 3h 舌側は全層弁とする．骨頂部はインプラント周囲の掻爬のため，骨膜を除去して骨を裸出させる．

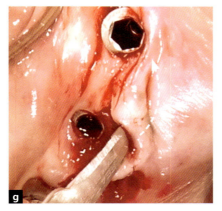
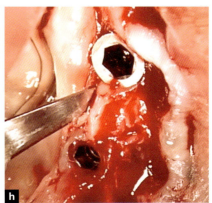

CASE 3i 骨膜部分に切開を入れ，軟組織を切り取って骨を露出させる．
CASE 3j 切り分けた骨膜部分は塊で除去すると効率的である．

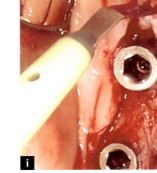
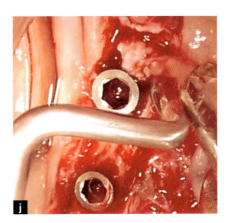

CASE 3k インプラント表面の除染を行なう．
CASE 3l 必要に応じて骨整形を行なう．

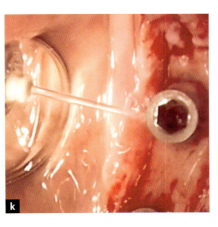
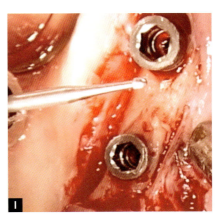

79

CHAPTER 3　インプラント周囲炎の再生療法とフラップデザイン

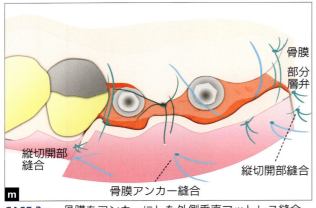

CASE 3m　骨膜をアンカーにした外側垂直マットレス縫合.

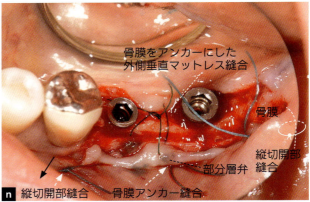

CASE 3n　全層弁 - 部分層弁による根尖側移動．骨頂部のみを全層弁，以下を部分層弁とし，骨面の搔爬，必要に応じて骨整形を行った後に，汚染したインプラント表面の除染を行い，根尖側移動術を用いて弁を根尖側へ設置して，縫合した．縫合後，創部はパックで保護した．

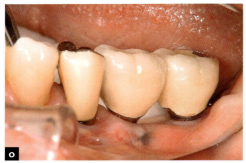

CASE 3o　外科処置後，形態修正された上部構造を再装着した．インプラント周囲の病的ポケットは除去された．角化粘膜も確保されるとともに口腔前庭も拡張され，歯間部の形態も清掃しやすい形となり，清掃性が向上した．

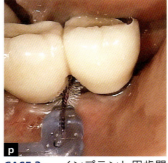

CASE 3p　インプラント用歯間ブラシが適切に入ることを確認する．歯間ブラシによる清掃が適切に行われている．

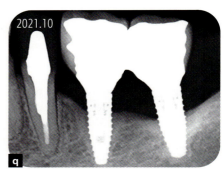

CASE 3q　メインテナンス時．支持骨の増加はないが，インプラント周囲骨頂部の骨の不透過性が増し，骨のラインも明瞭になっている．

Point 1　切除療法のポイント

①歯周外科処置の切除療法に準じて，骨欠損の除去，病的ポケットの除去，必要に応じて角化粘膜の確保，口腔前庭の拡張，を行う．
②歯槽頂部の切開は角化粘膜内，しばしばやや舌（口蓋）側寄りの位置に設定する．
③補綴形態，様式を改善する．
④骨内欠損はなくなるが，同時に支持骨の減少をともなう．

インプラント周囲炎の治療③
再生療法(FIG 5a〜d)

　インプラント周囲炎に罹患したインプラント周囲の骨欠損，アタッチメントロスに対して，骨欠損の回復，インプラント周囲の付着の回復を意図して，再生療法が適応される．インプラント周囲の再生療法については，中長期に良好な臨床成績が報告されている[36〜38]．清掃性やインプラント周囲の病的ポケットの除去の点からは，切除療法も効果的な治療方法であるが，インプラント周囲の骨の再生とインプラント体表面の粗造面の露出の改善，アタッチメントロスの改善の点で，再生療法はすぐれている．また，インプラント表面の粗造面が骨で囲まれていることが最大の感染防御につながると考えられる．

　インプラント周囲炎に対してもっともふさわしいとする術式は，現時点ではわかっていない．

原因除去治療

　先に述べたように再生療法に先立ち，まずは歯周基本治療と同様の原因除去のため初期の治療ステップを必ず経なければならない[39]．

　この原因除去治療の期間中に，患者自身によるセルフプラークコントロールの改善，術者側の対応としてプラークコントロールを阻害する因子の改善が試みられる．並行して非外科的な，盲目的なインプラント表面の除染が行われる．インプラント表面の除染は前述のように機械的な清掃と化学的な清掃に大きく分けられる．インプラント表面のバイオフィルムを適切に除去するために超音波スケーラーやグリシンパウダー，エリスリシンパウダーなどを噴射するアブレージョン，手用のキュレットなどが用いられる．インプラント周囲炎に罹患したインプラント部位を含めてプラークコントロールが改善し，かつインプラント表面の機械的除染が行われ，粘膜の炎症が改善された後に再評価を行い，外科的な介入が検討される．

インプラント周囲炎の治療③　再生療法

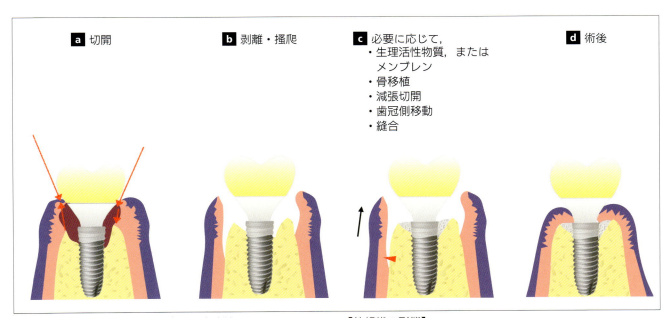

FIG 5a〜d　インプラント周囲炎の再生療法．
【適応する部位】
・審美領域，非審美領域
【骨欠損の形態】
・垂直性骨欠損
・contained，noncontained
・垂直性骨欠損と水平性骨欠損の複合型

【軟組織の形態】
・十分な軟組織の厚み，量
・粘膜の裂開をともなわない（CTGの併用で可能な場合も）

再生療法の選択

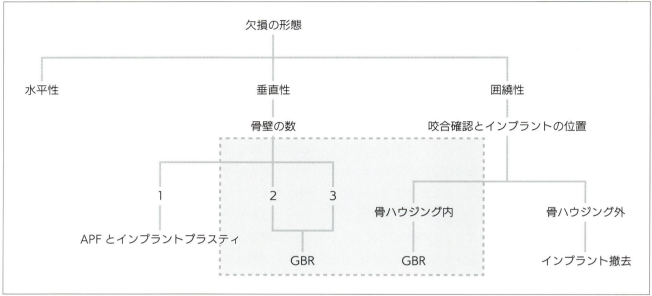

FIG 6　インプラント周囲骨欠損の形態と再生療法の選択．＊ Aljateeli M, Fu JH, Wang HL. Managing peri-implant bone loss: current understanding. Clin Implant Dent Relat Res. 2012 May;14 Suppl 1:e109-18. より引用・改変

再生療法の選択

　一般的に骨欠損が水平性骨吸収をともなわない骨内欠損，もしくは混合型で，かつ2壁性・3壁性の場合，または囲繞性の骨欠損で，かつ bone envelope（bone housing）内にある場合に再生療法が選択される（FIG 6）．また，対象となる治療部位が審美領域であるか，非審美領域であるかも選択において重要な要素となる．インプラント周囲炎に対して再生療法を選択するか否かの判断について Okayasu らは，治療指針のディシジョンツリーを報告している（FIG 7）．

①骨移植材，メンブレン，生理活性物質

　インプラント周囲炎の再生療法にもっともポピュラーに用いられている骨移植材は「Bio-Oss」である．歯周組織再生療法や GBR でゴールドスタンダードとして用いられている自家骨のみを使用した研究は少ない．注目すべきことはメンブレンの使用は効果的でないとする結果が少なからず報告されていることである[40,41]．

　Regidor らは，コラーゲンメンブレンを併用した再生療法において，臨床パラメーターには差がなく，かえって骨移植材の露出や粘膜の裂開，手術時間の延長，術後の痛みがみられたことを報告している[42]．インプラント埋入時の GBR が数多くの恩恵を与えていることを考慮すると，この結果は心理的には容易には受け入れられない事実である．しかしながらこの事実は，インプラント周囲炎の再生療法は瘢痕化した軟組織や，巨大化した骨欠損と厚い肉芽組織の存在など，独特の配慮が必要な処置であることを推測させる．

　一方で吉江は，メタ分析で骨移植とメンブレンによる併用手術がポケットの減少，付着の獲得，骨の増加，BOP の減少のいずれも有利であることを報告している[43]．

　筆者は骨壁の状況に応じて併用療法を用いることが臨床的には良好な結果を示すものと考えている．すなわち，「水平的な骨吸収＋骨内欠損」のパターンでは，骨移植，エムドゲインなどの生理活性物質の適用，そしてメンブレンの，3種併用による再生療法が効果的であると考えて実践している．

②骨欠損のパターンと，創傷治癒

　インプラント周囲炎に再生療法を適応するときに手技的な側面から，以下の2点について注意しなければならない．まずインプラント周囲炎における骨欠損には，特有のパターンが存在することである．これについては後述する．また2番目の問題として，インプラント周囲の

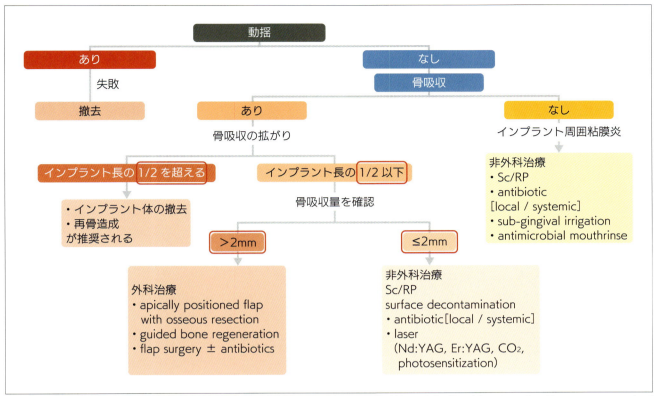

FIG 7　インプラント周囲骨吸収と治療方針の選択．＊Okayasu K, Wang HL. Decision tree for the management of periimplant diseases. Implant Dent. 2011 Aug;20(4):256-61. より引用・改変

軟組織は基本的に血管や結合組織の乏しい瘢痕組織をイメージさせるものであり，このことがフラップの切開・剥離・掻爬，ならびに縫合後の創傷治癒のマイナス要因となっていることである．加えて，インプラント周囲骨欠損には厚い炎症性の肉芽組織があり，このことが弁の形成などの操作を難しくさせている．歯周炎における骨欠損では，複雑な歯根面と残存骨壁との間に介在する炎症性肉芽組織の除去に時間と労力を要するが，インプラント周囲炎ではインプラント体が正円であることや，基本的に表面はセメント質ではなく直接骨と接触しており，骨欠損においては健全な結合組織を介在せずに直接骨に接していることから，肉芽組織の除去よりも弁の厚みのコントロールと再生のための場の確保がより重要となる．

インプラント周囲炎に対する再生療法決定のための検討事項

インプラント周囲炎に対する外科処置の処置方法を決定するための要素として，①インプラント周囲炎の骨欠損の形態，②インプラント周囲軟組織の状態，③インプラントの上部構造が取り外しできるか否か，の3つが挙げられる．これらの要素をもとに，切除的処置法，組織付着法に準じた外科処置，再生療法のいずれかの術式が選択される．また，粘膜の厚みや裂開などの状況に応じて，軟組織の移植あるいは歯肉弁根尖側移動術による角化粘膜の幅の増大や，口腔前庭の拡大による清掃性の向上が図られる．上部構造を外して粘膜下に埋没させて骨の再生を図れるか否かは重要な課題である．すなわち，submerged type なのか non-submerged type なのかによって大きく術式の選択と予後が左右される．

インプラント周囲炎の骨欠損形態の特徴

歯周炎とインプラント周囲炎には多くの共通点があるものの，特有の相違点があることも知られている．歯周炎では炎症性細胞浸潤は骨に直接達しておらず，炎症を起こしていない結合組織によって骨から隔てられているのに対し，インプラント周囲炎では炎症性細胞浸潤が直接歯槽骨に接触している．このことは，歯周病罹患歯周囲の肉芽組織の除去よりも，インプラント周囲炎の骨欠

インプラントを取り囲む皿状の骨吸収

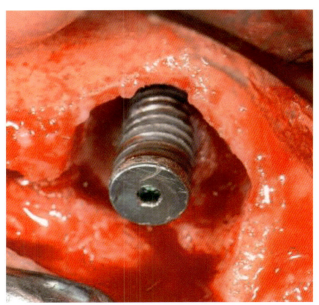

FIG 8 インプラント体全周に皿状の骨吸収が一定の幅をもって起こる．

損上の軟組織の除去のほうが容易であるという臨床実感を説明しているのかもしれない．また，組織学的所見から，より急性型の炎症であることが示唆されている．

また一方で，インプラント埋入外科手術にともない，粘膜骨膜弁を剥離することで表層の皮質骨への血液供給が遮断され，薄い頬側の皮質骨で骨吸収が優位に起こることがわかっている．この骨吸収はRouxらにより「avascular necrosis」と表現されており[44]，インプラント周囲炎でも頬側の皮質骨が吸収した症例が多く見られる．

インプラント周囲炎の骨吸収の特徴的な現象として大きく2つの現象が挙げられる．

①同心円状の，皿状の骨吸収

1つは，多くのインプラント周囲の骨吸収では，インプラント体を取り囲み，同程度の幅を保つような形で，同心円状の，皿状の骨吸収が見られる点である．

この現象について下野は，巨大な骨吸収がインプラント周囲炎で認められる理由として，天然歯の周りには「自己防衛的機能」が存在しており，歯槽上線維による結合組織性被膜が炎症から歯槽骨を保護しているのに対して，インプラント周囲組織にはそれが存在しないため，炎症が歯槽骨頂にまで拡がり，天然歯ではみられないような大きな骨欠損を引き起こすと説明している[45]．また，インプラント周囲の緻密骨は，血管の分布も破骨細胞の分布も乏しいために，炎症・免疫などの防御反応が起こらない，あるいは遅延するため，穿下性骨吸収を経て広範囲の骨吸収が生ずるものと推測している（**FIG 8**）．

②頬側の骨吸収

2つ目のインプラント周囲炎の骨欠損に特徴的な事象として，頬側の骨吸収が多くみられることが挙げられる．インプラント周囲の3壁性骨欠損のほとんどは頬側の骨の喪失を示すことがMonjeらによって報告されている[46]．これらの事実は埋入時点での頬側の皮質骨の薄さ，埋入ポジション，不適切な埋入角度との関連性が強く推察される[14]．

歯周炎による骨欠損の治療においても，骨欠損の評価は再生療法の予知性を検討するうえで重要である．3壁性の骨欠損は骨再生に有利な状況であることを示し，メンブレンや生理活性物質と骨移植の併用を適用せずとも，骨再生を得ることのできる可能性を示す．歯周病に罹患した歯の周囲の骨欠損では1壁性，2壁性，3壁性それぞれにさまざまなバリエーション，すなわち歯根の近心における3壁性骨欠損などといった数多くの組み合わせパターンが存在するが，インプラント周囲ではインプラント体が歯根のような面ではなく正円形であることも関係して，近心側のみの3壁性骨欠損といった欠損形態はほとんどみられないことに注意しなければならない．

インプラント周囲炎の特徴的な骨欠損の形態の分類

インプラント周囲炎の特徴的な骨欠損の形態は，Schwarzらによって最初に示された[47, 48]．Schwarzらは，インプラント周囲の骨欠損を垂直性の骨欠損と水平性の骨欠損に分け，垂直性の骨内欠損をI，水平性の骨欠損をIIと分類した．さらに骨内欠損の形態をIa～Ieに分類したが，ヒト（53.3％）においてもイヌ（86.6％）においてももっとも多かったのは，囲繞性の骨欠損であるIeであった（**FIG 9**）．この結果は，先に述べたようにインプラント周囲炎の外科的治療の際に同心円状の骨欠損がよく認められることと一致していた．

また一方で，Monjeらは，インプラント周囲炎に罹患したインプラント周囲骨欠損の形態と重症度を評価し，

インプラント周囲炎の特徴的な骨欠損の形態の分類

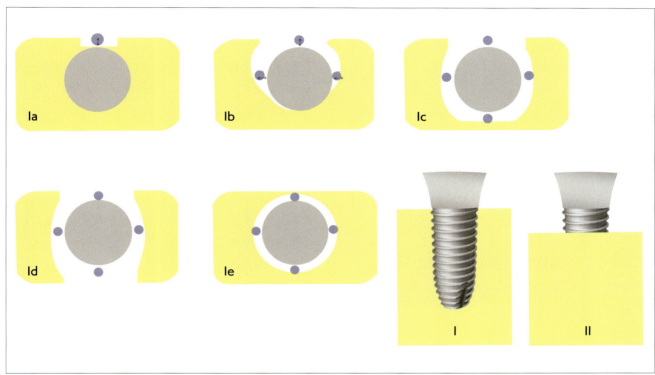

FIG 9　Schwarzによる骨欠損形態の分類．Ieがもっとも頻度が高い．＊参考文献47, 48より引用・改変

骨内欠損型をClass 1，水平性欠損をClass 2，混合性欠損をClass 3と分類し，さらにClass 1とClass 3の骨欠損を頬側の骨欠損であるサブクラスa，2－3型性骨欠損であるサブクラスb，囲繞性骨欠損であるサブクラスcに小分類した[49]（FIG 10）．

特筆すべきことは，インプラント周囲骨欠損の55%が

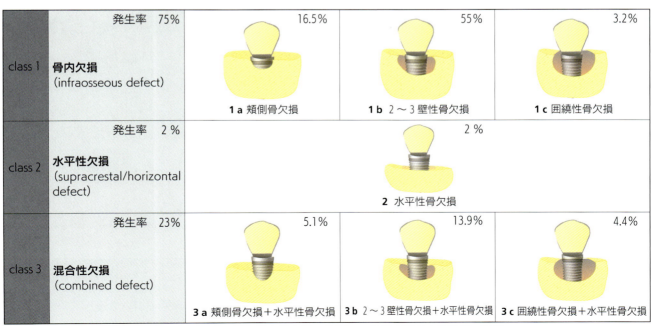

FIG 10　Monjeによるインプラント周囲炎の骨欠損と重症度の分類．＊参考文献49より引用・改変

Class 1b（骨内欠損型）かつ2－3壁性骨欠損で，13.9%が水平性骨欠損＋2－3壁性骨欠損であるClass 3bであることであった．すなわちClass 1bとClass 3bで68.9%と大部分を占めており，このことは骨の再生の観点からは比較的有利な条件下で骨の再生が図られるということを示唆している．

また，Monjeらは同時にインプラント周囲骨欠損の形態のサブタイプにおいて，大多数において頬側の骨の喪失が他の骨壁よりも顕著に起こることを報告している．これらの事実はインプラント埋入時点での骨壁の厚みの評価，埋入位置，方向の的確さ，そして埋入時点での頬側骨壁の厚みの確保（増大）が重要であることを示唆している．

インプラント周囲炎特有の軟組織の問題

インプラント周囲の軟組織は基本的に血管や結合組織の乏しい瘢痕組織をイメージさせるものであり，このことがフラップの切開・剥離・掻爬，ならびに縫合後の創傷治癒のマイナス要因となっている．加えてインプラント周囲骨欠損には厚い炎症性の肉芽組織が存在し，このことがフラップの操作を難しくさせている．

厚い肉芽組織に対して，適切な「切り分けの切開」が行われることで，骨欠損部の炎症性の肉芽組織は一塊として取り除かれ，結果としての再生のためのスペースが弁の内側に形成される．また一方で，インプラント周囲炎において骨欠損の形態の評価とともに，軟組織の評価を行うことが重要である．裂開や退縮などによる軟組織の欠損は再生のためのスペースの確保を困難にさせる．

インプラント体を露出させ，感染を増長させる軟組織の問題は以下の2点に集約される．

1つ目は，歯肉の裂開や穿孔，そしてもう1つは，歯肉の水平的な退縮の問題である（FIG 11）．

インプラント周囲炎特有の軟組織の問題[50]

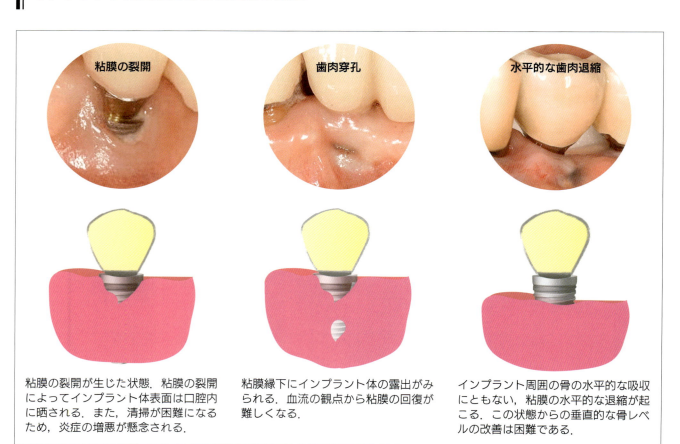

FIG 11 インプラント表面を露出させる軟組織の問題．

歯肉の裂開が存在する場合，あるいは将来的な歯肉退縮傾向がある薄いフェノタイプの粘膜の患者では，感染に対する防御の観点から，あるいは審美的な観点から軟組織の増大処置がしばしば必要とされる．インプラント周囲における角化粘膜の幅の確保の必要性は長きにわたり賛否両論の議論の対象であった．近年，Galarraga-Vinueza らは，レビュー論文の中で，軟組織の移植はインプラント周囲疾患の予防と治療に有益である可能性があることを報告している[51]．

インプラント周囲軟組織に対する配慮と処置

インプラント周囲炎に対する治療を行うとき，インプラント周囲軟組織に対する配慮は，以下の点において重要である．

まず，インプラント周囲炎に対する非外科的な原因除去のフェーズで適切な口腔清掃指導が行われ，インプラント体の表面の除染が行われ，インプラント周囲組織の発赤・腫脹などの炎症症状が改善し，炎症所見のないインプラント周囲粘膜が得られていることである．

つぎに，インプラント周囲粘膜にクレフト状の裂開が生じていることは，インプラント体表面に細菌による感染が起こる可能性を示しており，適切な口腔清掃を行なったとしても，インプラント体表面にバイオフィルムが定着することで，さらなる粘膜の退縮や炎症の再発が懸念される．このようなことから，粘膜に裂開を認めることがインプラント周囲炎の病状を改善する際に不利であると考えられる場合，適切な軟組織の処置によってクレフト状の裂開は改善されなければならない（FIG 12）．

①粘膜の厚み

粘膜の厚みの問題は昨今非常に重要視されている．Linkevicius によって粘膜の厚みによってインプラント周囲骨の吸収量が左右されることが報告され[52]，近年ではインプラント周囲骨硬組織の安定のために適度な厚みの粘膜を有することが強調されている[53,54]．

一方で，厚すぎる粘膜は，インプラントの周囲炎のリスクとなることも報告されている．厚すぎる粘膜によって清掃に困難をきたし，また，炎症の消退が困難になると考えられている．インプラント周囲炎に罹患しているインプラント体の周囲に，適度な厚みと幅の角化粘膜が存在しない状況下で，インプラント周囲に対する再生

インプラント周囲軟組織に対する配慮と処置

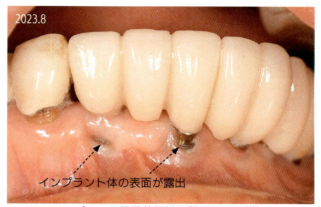

FIG 12　インプラント周囲軟組織の問題とその対処．

療法を行う際に，あるいはインプラント周囲の骨再生を行った後の二次外科手術において粘膜の厚みを確保するために，結合組織移植術がしばしば行われる．また，結合組織移植手術は審美性の改善の点においても重要である[55,56]．

インプラント上部構造が取り外せるか否かの問題と，適応するフラップデザイン

インプラント周囲炎に対する再生療法のフラップデザインは，上部構造を外して治療できるか否かにより，non-submerged type と submerged type に分かれる（TABLE 3，FIG 13）．このことは，インプラント周囲炎に対する再生療法の難易度と術後成績に大きく影響する重要な項目である．

インプラント周囲炎に罹患したインプラント体において，インプラント上部構造を取り外して粘膜下に埋没する submerged type の術式が選択されることは，インプラント周囲炎の再生療法において有利な状況である．歯周組織再生療法（GTR）を適用する場合と同様に，インプラント周囲炎に対する再生療法においても，インプラント体を露出した状態で再生を図る non-submerged type の術式と，インプラント体を完全に一次閉鎖することができる submerged type（GBR）の術式に大きく分けられる．インプラント周囲炎に罹患したインプラント体を確実に一次閉鎖できることは，骨再生がより有利に

上部構造を外せるか，否か

TABLE 3　インプラント周囲炎に対する再生療法のフラップデザイン．＊解説文は，宮田隆・辰巳順一（編）．歯周病と骨の科学．東京：医歯薬出版，2002[59]．より引用

上部構造を外して治療できるか	フラップデザイン	インプラントタイプ	
外せない	non-submerged type (transgingival type)	ティッシュレベルタイプ	歯周病などによる歯根周囲の骨欠損などのように，口腔環境と交通した状況での骨欠損に対して用いられる．遮断膜を用いたGTR，おもに歯周組織の再生に用いられる（FIG 13a）．
外せる	submerged type	ボーンレベルタイプ	骨増生術やインプラント埋入時に生じた骨欠損のように，口腔環境とまったく交通しない状況で用いられる．遮断膜を用いたGBR，骨組織の再生に用いられる（FIG 13b）．

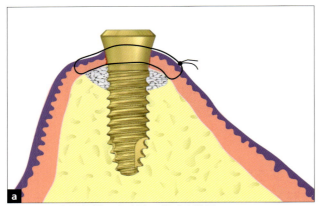

FIG 13a　歯周組織再生療法の術式を準用．

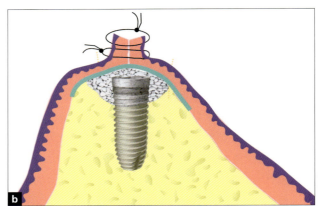

FIG 13b　GBRの術式を準用．

行われることを示す．一方で，インプラント周囲炎に罹患したインプラント体に対して完全に一次閉鎖することなく，プラットフォームあるいはインプラント頸部が粘膜から口腔に露出した状態で再生療法を行うことは，技術的な困難をともない，確実な骨再生は困難であると考えられている．

　弁を一次閉鎖し，submerged typeの術式とすることで，良好な骨の再生を得ることができる[57, 58]．submerged typeに適するための要件としては，①ボーンレベルタイプ，②インプラントの上部構造が着脱可能であること，③歯槽頂部で直線的な切開が行えること，あるいは適切な弁のトリミングによって一次閉鎖が可能になること，④粘膜に裂開がないこと（結合組織移植などによって弁の閉鎖が可能になることもある），などが挙

げられる．non-submerged typeの術式は，従来からいわれているtrans gingival typeタイプ[59]の再生療法である．

　インプラント周囲炎に対する再生療法がsubmerged typeの術式で行われない状況として，①ワンピースタイプインプラント，ティッシュレベルタイプインプラントが埋入されている場合，②インプラントが他院で処置をされたものであり，外すためのデバイスが入手できない場合，③セメントで合着してあるなどの上部構造を外すことが困難な場合，④インプラントシステムそのものがもはや発売されておらず，除去のためのデバイスが手に入らない場合，などが考えられる．

　Monjeらは，骨欠損形態とsubmerged typeあるいはnon-submerged typeのいずれかを組み合わせた再生療法と切除療法の選択の指標を示している（FIG 14）．

CHAPTER 3　インプラント周囲炎の再生療法とフラップデザイン

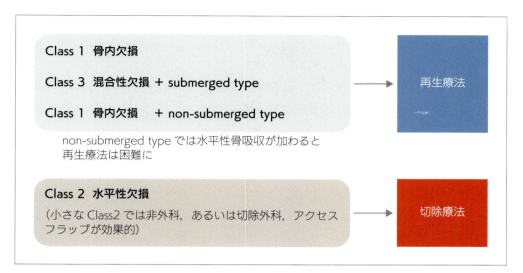

FIG 14　Monjeによる骨欠損形態の分類と術式の選択.

submerged type のフラップデザイン（FIG 15, CASE 4, 5　106ページでも詳述）

submerged type の術式は，一次閉鎖によって弁が閉鎖され，口腔環境を交通しない状態下で再生が図られる．基本的にはGBRの術式と同様のものとなる[60].

先に述べたように適切な弁の一次閉鎖は骨の再生に有利にはたらく．また，弁の裂開は骨の再生を不利にする．また，同時に骨移植材への感染のリスク，歯肉退縮のリスクをともなう．

もっとも好ましい状況は，インプラント周囲炎に対す

submerged type のフラップデザインの例

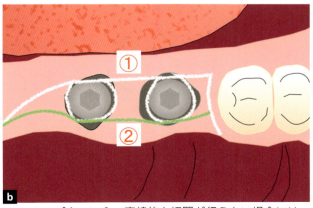
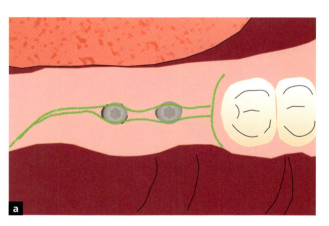
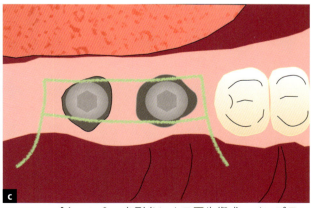

FIG 15a〜c　骨移植やメンブレンの設置を行う場合は，骨膜組織切開の後に歯冠側移動術を行い，一次閉鎖する.
FIG 15a　パターン1（後述 CASE 4, 5参照）．頰舌側の弁を可能な限り直線的とする．遠心端を斜め切開とすることでズレを修正する.

FIG 15b　パターン2．直線的な切開が行えない場合には，インプラント周囲溝に沿った形の切開を行い，後にトリミングして直線化する．①→②

FIG 15c　パターン3．台形弁による再生術式．インプラント周囲の粘膜を切り離す．減張切開による歯冠側移動術で弁を適合させる.

る再生療法を行う時点で，インプラント体のプラットフォームが粘膜に覆われていることである．このために，術前処置としてインプラント上部構造を外して，高さのないヒーリングキャップに交換することが推奨される．上部構造を外した数日後にはインプラント体が粘膜で覆われていることを確認する．しかしながら，水平的な骨吸収をきたしている場合や，粘膜が薄い場合，あるいは粘膜に裂開が生じている場合，一方でインプラント体の埋入方向が不適切な場合では，上部構造を外したにもかかわらず，適切に粘膜で覆われないことも多い．

このような状況下ではフラップデザインを選択する際にいくつかの配慮が必要となる．インプラント体のヒーリングキャップがあり，粘膜に完全に覆われていない状況下で，フラップを形成し，最終的に弁の断端と断端が適切に接合するためには，弁が適切にトリミングされ，直線状に弁どうしが正しく接合されなければならない．

弁がトリミングされた場合，基本的に骨膜減張切開による弁の歯冠側移動が必要となる．しかしながら，下顎臼歯部におけるインプラント周囲炎の再生療法では，弁の剥離・翻転のみで可動性が得られ，骨膜減張切開を行うことなく弁が閉鎖されることを経験する．

骨内欠損なのか，水平欠損を含む混合型の欠損なのか

骨内欠損なのか，水平欠損を含む混合型の欠損なのかによって，再生療法に使用されるメンブレン・術式は異なる．垂直的な骨の回復をも意図する場合や，頬側の欠損が大きい場合，bone envelope（bone housing）の外側にインプラント体が露出している場合は，非吸収性のメンブレン，チタンメンブレンなどが適していると思われる（**FIG 15**）．

【submerged type パターン1を適応①】　非吸収性メンブレン＋サイトランス＋一次閉鎖

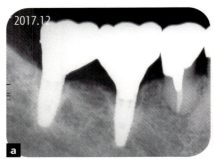

CASE 4a　治療前のデンタルエックス線写真．⑥インプラント頸部に骨吸収が認められる．

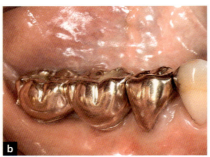

CASE 4b　治療前の口腔内写真．

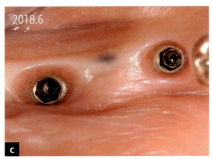

CASE 4c　上部構造を除去したところ，歯肉に炎症所見が認められた．

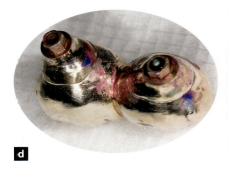

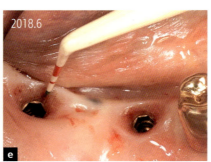

CASE 4d　上部構造内面を染色した状態．とくに歯間部にプラークの付着が観察された．
CASE 4e　上部構造を除去した後，プローブにてインプラント周囲溝の深さを確認．

CHAPTER 3　インプラント周囲炎の再生療法とフラップデザイン

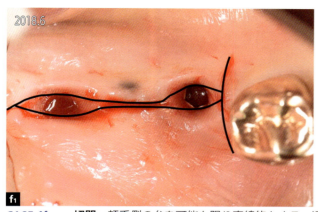
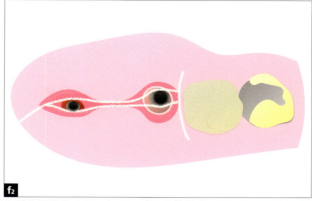

CASE 4f1, 2　**切開**．頬舌側の弁を可能な限り直線的とする．遠心端を斜め切開とすることで，ズレを修正する．

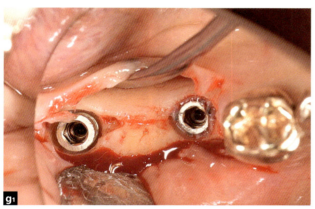
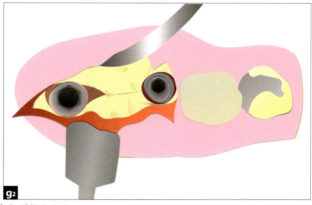

CASE 4g1, 2　インプラント体周囲の除染，骨面の清掃と軟組織の除去が行われた．

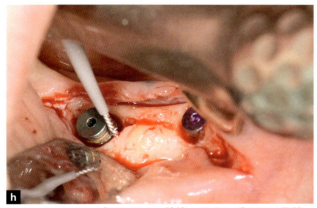
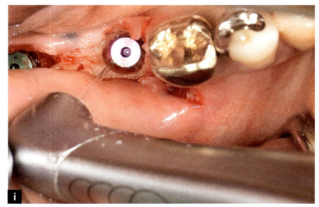

CASE 4h　**チタンブラシによる除染**．チタンブラシは骨壁，インプラント体表面の双方に当てる．大きな汚れと骨壁の肉芽組織を取り除く．

CASE 4i　**Er, Cr:YSGG レーザーによる除染**．レーザーによりスレッド間も含めて除染を行う．

CHAPTER 3　インプラント周囲炎の再生療法とフラップデザイン

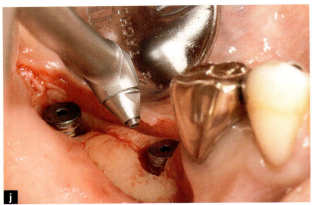

CASE 4j　β-TCPパウダーによる除染．最後にβ-TCPパウダーを噴射．噴射後，インプラント表面の色調が変化する．

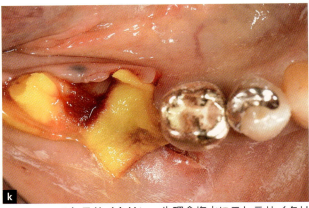

CASE 4k　テトラサイクリン．生理食塩水にテトラサイクリンを過飽和状態で溶解した液を不織布ガーゼに浸漬して，2分間塗布．その後，生理食塩水で洗浄．

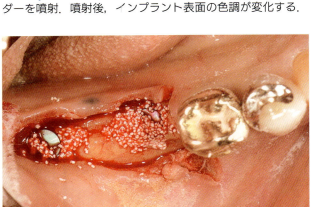

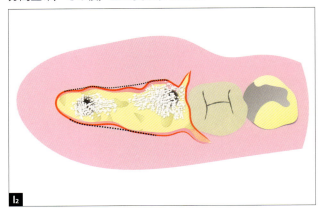

CASE 4l1, 2　骨移植．インプラント体周囲の除染，骨内欠損部の軟組織を除去した後，再生材料と骨移植材を填入した．

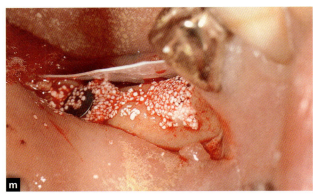

CASE 4m　骨移植後，メンブレンを設置．
CASE 4n1, 2　縫合．骨膜減張切開を行わずに創の閉鎖を得ることができた．

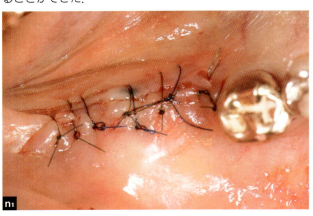

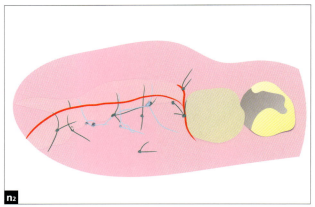

92

CHAPTER 3 インプラント周囲炎の再生療法とフラップデザイン

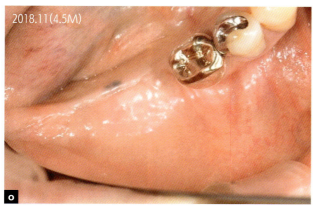

CASE 4o 二次手術前の状態．メンブレンの露出もなく，順調に経過している．

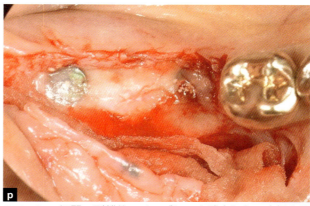

CASE 4p 切開・剥離後，メンブレンを除去した．良好な骨の再生が確認される．

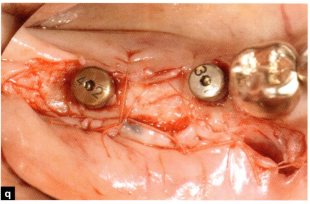

CASE 4q **歯肉弁根尖側移動術**．歯肉弁根尖側移動術を行い，角化粘膜の確保と口腔前庭の拡張を図った．骨膜縫合にて弁を根尖側に固定．

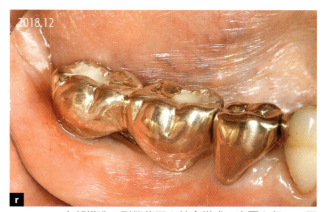

CASE 4r 上部構造の形態修正と結合様式の変更を行い，再装着した．

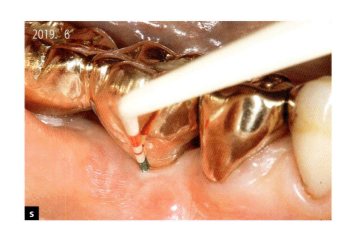

CASE 4s 約1年後．プローブによるポケットは2 mm程度．良好な状態を維持している．

CHAPTER 3　インプラント周囲炎の再生療法とフラップデザイン

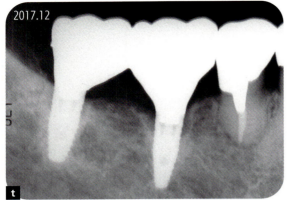

CASE 4t　治療前のデンタルエックス線写真．7 6⏌周囲に垂直性骨欠損を認める．

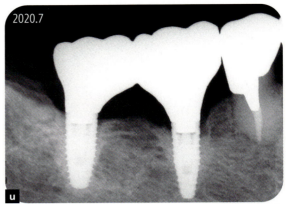

CASE 4u　メインテナンス時．インプラント周囲の骨欠損部に骨が満たされ，骨の不透過性が増している．

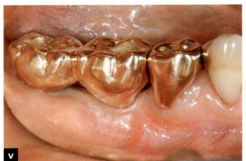
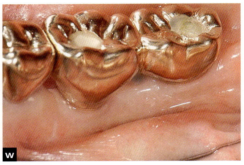

CASE 4v, w　約1年後のメインテナンス時．インプラント周囲の粘膜の状態は良好である．

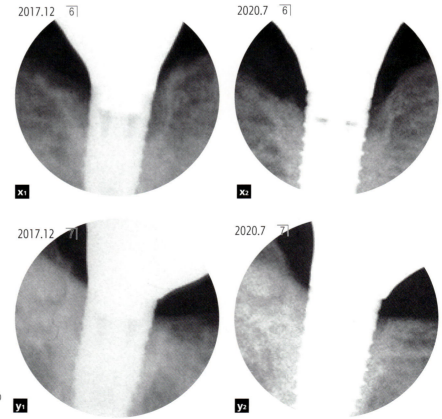

CASE 4x, y　7 6⏌インプラント頸部のエックス線像比較の拡大像．

CHAPTER 3　インプラント周囲炎の再生療法とフラップデザイン

【submerged type パターン1を適応②】　非吸収性メンブレン＋ EMD ＋サイトランス＋一次閉鎖

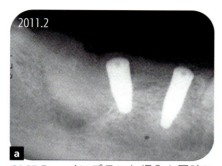
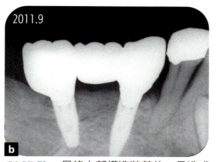
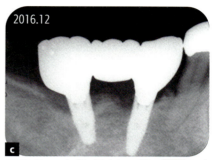

CASE 5a　インプラント埋入と同時にGBRを行った．

CASE 5b　最終上部構造装着後．骨造成が良好に行われている．

CASE 5c　メインテナンス時．7̄5̄のインプラント周囲に垂直性骨吸収を認めた．

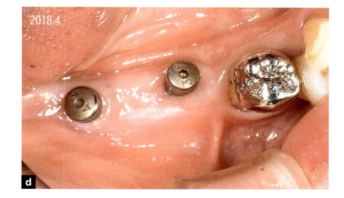

CASE 5d　歯科衛生士による口腔衛生指導（OHI），スケーリングを行い，炎症は改善されたが，インプラント周囲の深いポケットと骨吸収は改善されなかったため，再生療法を行うこととした．

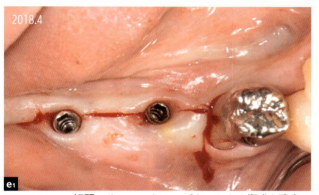
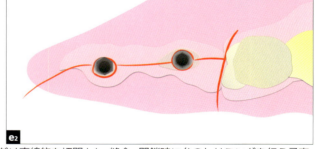

CASE 5e1, 2　切開．submerged type パターン1の術式を適応．できるだけ直線的な切開とし，縫合・閉鎖時に弁のトリミングを行う予定．

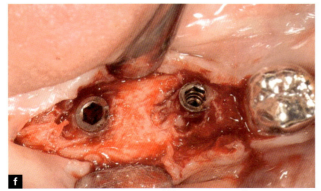
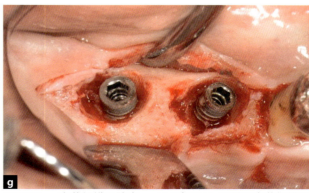

CASE 5f　剥離．全層弁にて剥離した．インプラント周囲に肉芽組織が認められる．

CASE 5g　肉芽組織を除去．インプラント周囲の肉芽組織を除去して骨面が露出したところ．

95

CHAPTER 3　インプラント周囲炎の再生療法とフラップデザイン

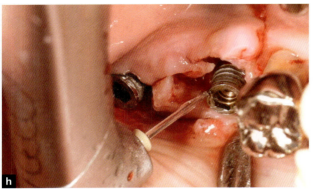

CASE 5h　除染(機械的)①　Er, Cr:YSGG レーザー．Er, Cr:YSGG レーザーによりインプラント体表面を除染した．

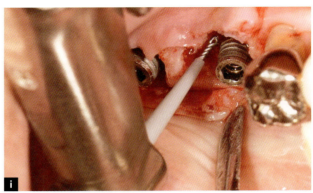

CASE 5i　除染(機械的)②　β-TCP パウダー．β-TCP パウダーを噴射し，除染を行った．

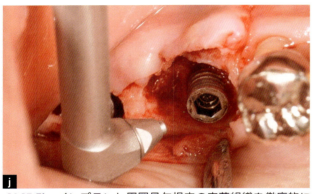

CASE 5j　インプラント周囲骨欠損内の肉芽組織を徹底的に除去した．

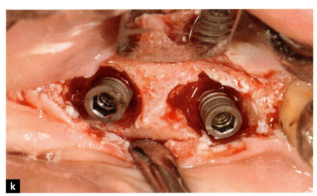

CASE 5k　骨欠損内の肉芽組織の除去と，インプラント表面の除染が行われた．

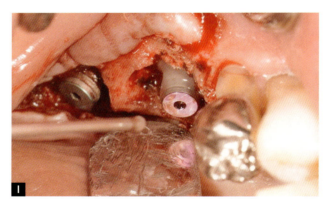

CASE 5l　「エムドゲイン」を塗布．

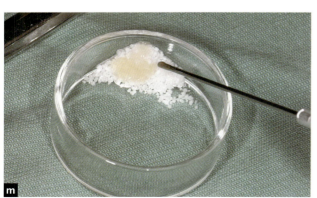

CASE 5m　「エムドゲインゲル」(ヨシダ)と骨移植材「サイトランスグラニュール」(ジーシー)を混合．

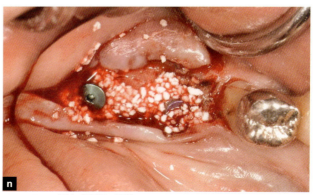

CASE 5n　骨欠損部に填入．

CHAPTER 3 インプラント周囲炎の再生療法とフラップデザイン

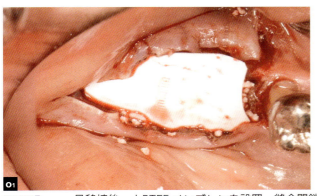
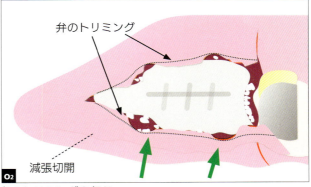

CASE 5o₁, 2 骨移植後，d-PTFEメンブレンを設置．縫合閉鎖時に弁のトリミングを行う．

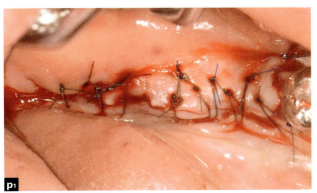
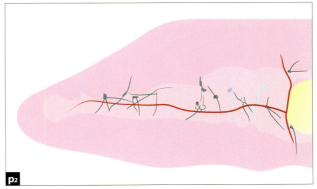

CASE 5p₁, 2 縫合．メンブレンが露出することなく縫合・閉鎖できた．

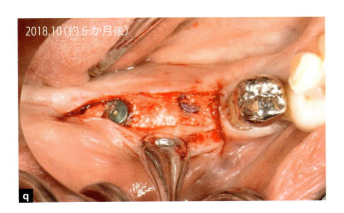

CASE 5q 二次外科手術．骨様新生組織が確認できた．

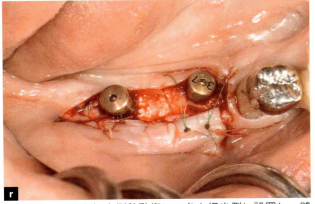

CASE 5r 歯肉弁根尖側移動術にて弁を根尖側に設置し，縫合・固定．

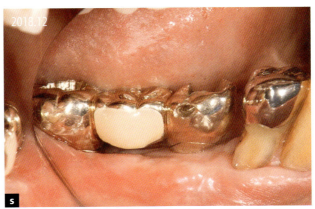

CASE 5s 上部構造の形態・様式を変更して再装着した．

97

CHAPTER 3　インプラント周囲炎の再生療法とフラップデザイン

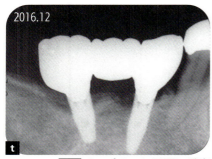

CASE 5t　7 5｜インプラント周囲に垂直性骨吸収がみられる．

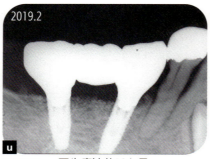

CASE 5u　再生療法後10か月．

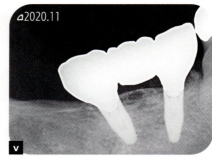

CASE 5v　メインテナンス時．インプラント周囲の歯槽頂部が明瞭になった．

骨内欠損型なのか，水平欠損を含む混合型欠損か

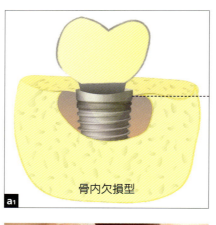
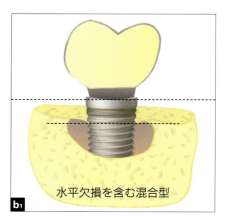

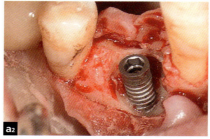
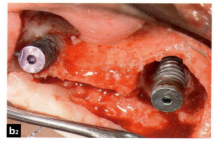

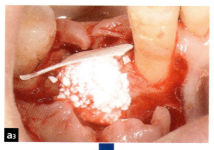
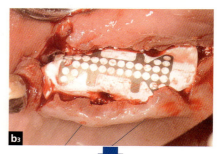

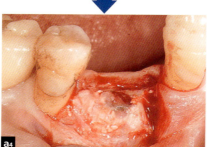
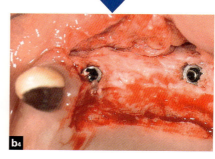

FIG 15a, b　骨内欠損型（a）と混合型（b）の再生療法の違い．

術前に適切な処置を行うことでsubmerged typeのフラップデザインが可能となる場合（FIG 16）

再生療法に先立ち，インプラント上部構造を外すことによって，数日後に粘膜の閉鎖が得られ，submerged typeの術式を行うことがしばしば可能になる．理想的には，このように，粘膜の閉鎖が容易な状態に条件を整えてから，再生療法の外科手術を行うことが望ましい．submerged typeによる再生療法は，基本的にはGBRの術式と同様の外科処置となる．しかしながら，GBRの外科手術と大きく異なる点は，骨欠損があるインプラント体周囲に厚い炎症性の肉芽組織が存在することである．このことから，インプラント周囲炎に対する再生療法（GBR）では，弁を形成すると同時に，厚い炎症性の肉芽組織を切り分け，適切に除去することで，骨の再生のためのスペースを形成することが必要となる．このため，歯周組織再生療法における切開・剥離と同様に，まずは頬側の弁を粘膜骨膜弁にて切開・剥離し，骨欠損の骨頂部の境界線を超えたところで，骨の境界を明示し，しかる後に舌側方向へ水平方向の切り分けの切開を行う（FIG 16b）．この切り分けの切開は舌側の骨壁を目指して行う．これにより肉芽組織と弁側の組織に切り分けることができる．骨欠損内の肉芽組織は，上方は切り分けの切開，そして骨壁に沿ったメスによる切開によって，肉芽組織は切り分けることができる．しかる後に超音波器具（「ピエゾサージェリー」など）やレーザーなどによって骨面から軟組織を適切に剥がす．

インプラント体表面の除染を行った後（FIG 16c），インプラント周囲の骨欠損に対し再生処置を行う（FIG 16e）．

submerged typeの術式の例
（粘膜の閉鎖が得られている場合）

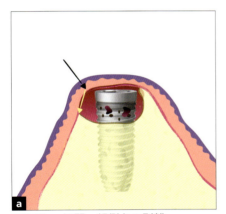

FIG 16a　切開，頬側弁の剥離．

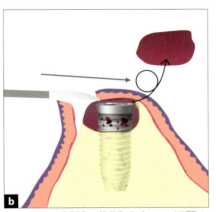

FIG 16b　舌側（口蓋側）方向への切開と剥離．

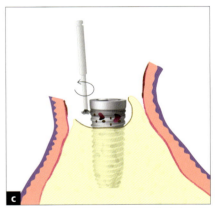

FIG 16c　骨内欠損の肉芽組織除去ならびにインプラント体表面の除染．

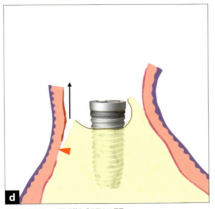

FIG 16d　骨膜減張切開．

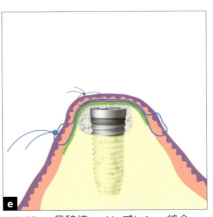

FIG 16e　骨移植，メンブレン，縫合．

CHAPTER 3 インプラント周囲炎の再生療法とフラップデザイン

多くの場合，インプラント周囲骨欠損に骨移植を行う．エムドゲインの併用はいくつかの文献によって有効であることが示されている[61〜63]．一方で，メンブレンの使用に関してはその有効性は確認されていない．しかしながら，インプラント周囲骨欠損に対する再生療法がGBRと同様の術式であることを考えると，GBRと同様にメンブレンを使用することは臨床的には有効であると感じている．骨移植を適切に行ったときに，必要に応じて骨膜減張切開などの弁の歯冠側移動への処理を行い，弁が緊張をともなわない状態で，適切な縫合方法を選択して弁の閉鎖を行う．内側のマットレス縫合と単純結節縫合との組み合わせは，GBRの縫合・閉鎖においてのもっとも汎用される縫合パターンの1つである．具体的な臨床例を **CASE 6, 7** に示す．

粘膜が完全閉鎖してから行なった症例

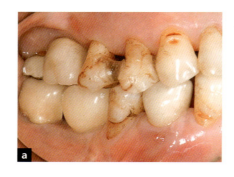
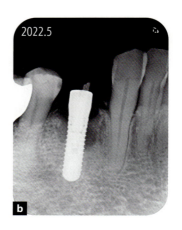

CASE 6a, b 患者は初診時65歳の女性．初診：2008年4月．特記事項なし．定期的メインテナンス中．4̄に違和感，サイナストラクトが認められる．

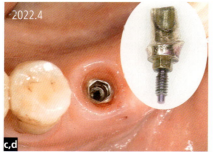

CASE 6c, d まずは上部構造を外して粘膜の状態を確認する．上部構造にはプラークの付着を認めた．

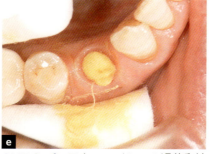

CASE 6e, f アクロマイシンの過飽和液を2分間塗布後，洗浄，ヒーリングキャップに交換した．

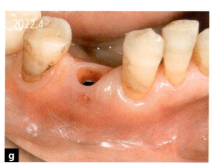

CASE 6g 粘膜の状態の炎症はだいぶ改善されたが，サイナストラクトは依然として存在する．

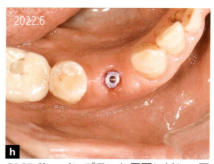

CASE 6h インプラント周囲に対して再生療法を行うことに決定した．フィクスチャーキャップに交換して，粘膜による閉鎖を図る．

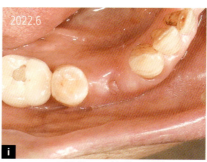

CASE 6i 3日後には粘膜で閉鎖された．

CHAPTER 3 インプラント周囲炎の再生療法とフラップデザイン

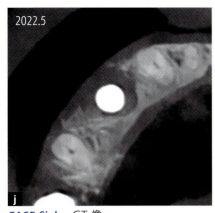
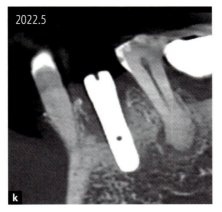
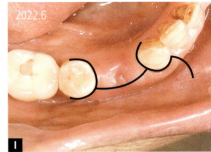

CASE 6j, k　CT像.

CASE 6l　切開線.

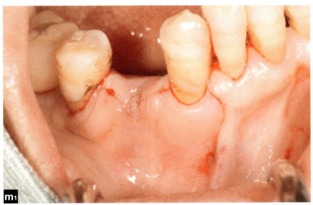
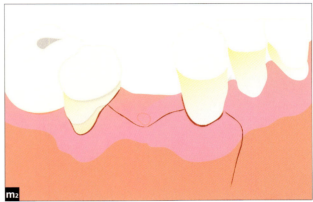

CASE 6m1, 2　①近心に縦切開．②インプラント体を避けたやや頬側寄りの水平切開．③隣接する歯（5｜3）に歯肉溝内切開．

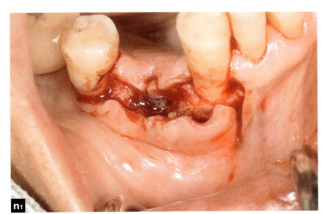
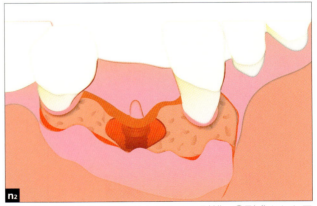

CASE 6n1, 2　①先に頬側の粘膜骨膜弁を作成．②インプラント周囲骨欠損の最根尖端を超えるところまで剥離．③形成された三角形のフラップ．

101

CHAPTER 3　インプラント周囲炎の再生療法とフラップデザイン

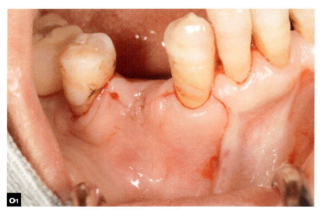
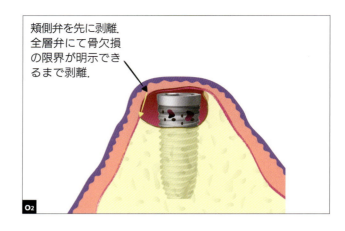

CASE 6o1, 2　切開，頬側弁の剥離．

（o2図中）頬側弁を先に剥離．全層弁にて骨欠損の限界が明示できるまで剥離．

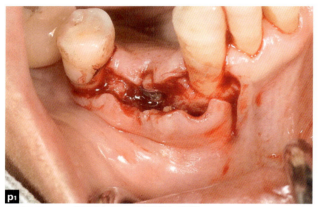
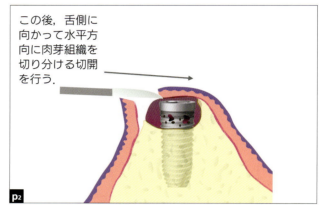

CASE 6p1, 2　舌側方向への切開と剥離．

（p2図中）この後，舌側に向かって水平方向に肉芽組織を切り分ける切開を行う．

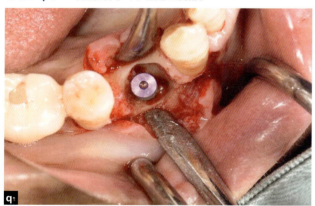
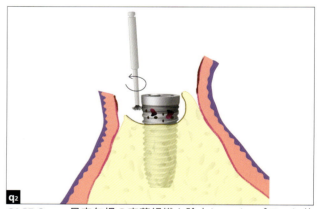

CASE 6q1　骨欠損内の軟組織を掻爬．

CASE 6q2　骨内欠損の肉芽組織を除去し，インプラント体表面を除染．

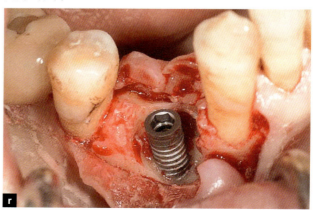

CASE 6r　β-TCPパウダーでインプラント体表面を除染直後に，表面に輝きが少し見えてきた．

102

CHAPTER 3 インプラント周囲炎の再生療法とフラップデザイン

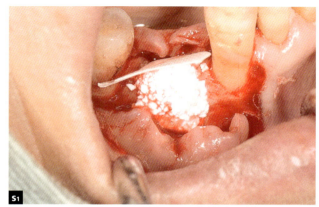

CASE 6s₁ メンブレンを設置し，骨移植材を追加した．

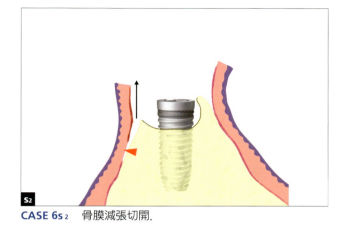

CASE 6s₂ 骨膜減張切開．

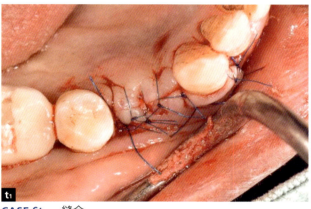

CASE 6t₁ 縫合．

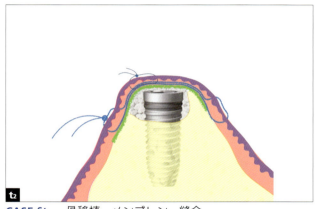

CASE 6t₂ 骨移植，メンブレン，縫合．

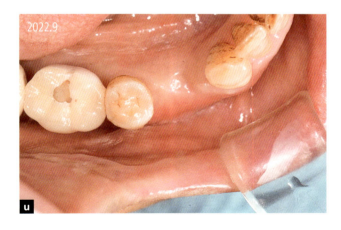

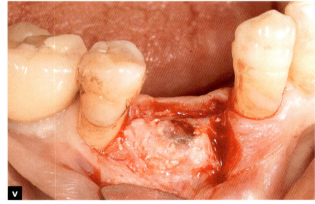

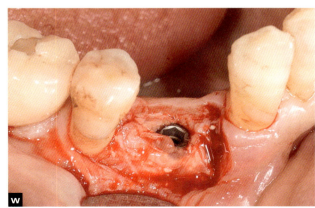

CASE 6u〜w 2次外科手術．

103

CHAPTER 3　インプラント周囲炎の再生療法とフラップデザイン

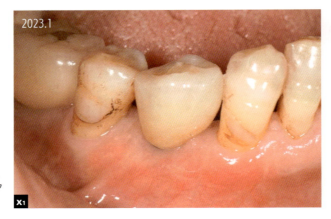
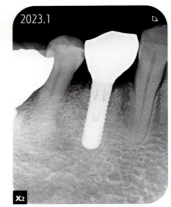

CASE 6x₁, ₂　最終上部構造を，スクリュー固定式ジルコニアクラウンに変更して，再作製．

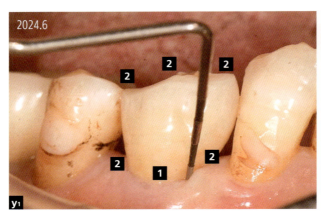
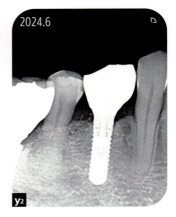

CASE 6y₁, ₂　術後1年9か月．

粘膜が完全には閉鎖されなかった症例

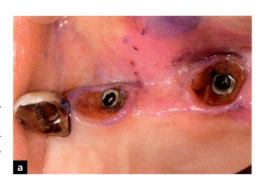
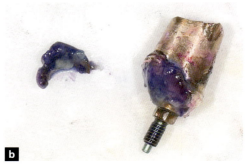

CASE 7a, b　上部構造を外すと粘膜に発赤が認められた．アバットメントを染め出しすると，粘膜貫通部にプラークの付着がみられた．

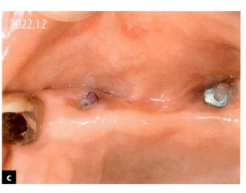
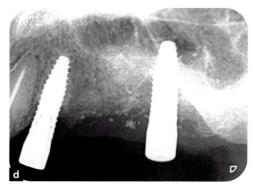

CASE 7c　アバットメントを外したままにしていたが，貫通部は完全には塞がれていない．
CASE 7d　同部のデンタルエックス線写真．水平的な骨吸収と骨内欠損がともに認められる．

CHAPTER 3 インプラント周囲炎の再生療法とフラップデザイン

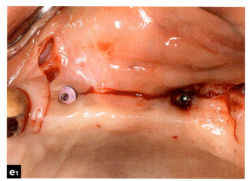
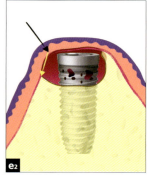
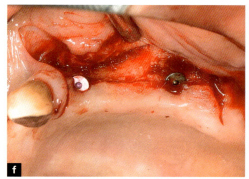

CASE 7e1, 2 切開線を示す．歯槽頂部は頬側寄りの切開となっていることに注目して欲しい．

CASE 7f 先に頬側の粘膜骨膜弁を剥離・翻転．骨欠損の境界を明示．

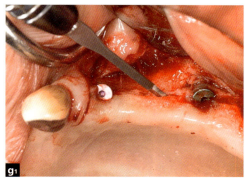
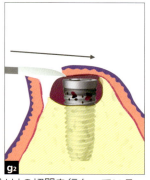
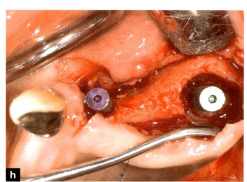

CASE 7g1, 2 口蓋側へ斜め下方に向けて，「切り分け」の切開を行なっている．

CASE 7h 「切り分け」の切開の後に，口蓋側の粘膜骨膜弁を剥離・翻転．

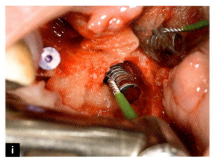
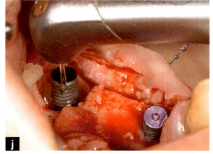
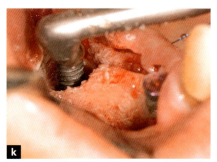

CASE 7i チタンブラシによる除染．

CASE 7j Er, Cr:YSGG レーザーによる除染．

CASE 7k β-TCP パウダーによる除染．

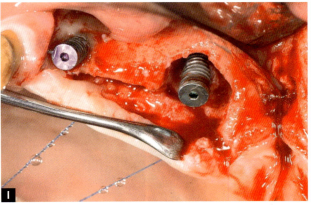
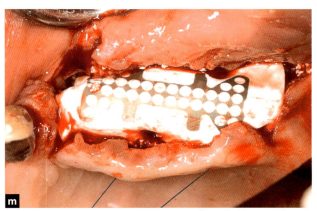

CASE 7l インプラント周囲骨欠損部の搔爬とインプラント体表面の除染が終了した．

CASE 7m チタンフレーム入りの非吸収性メンブレン（Neogen）を用いて GBR を行なった．

105

CHAPTER 3 インプラント周囲炎の再生療法とフラップデザイン

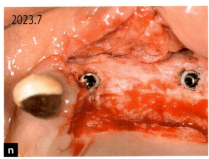
CASE 7n 二次手術．良好な骨の再生を得た．

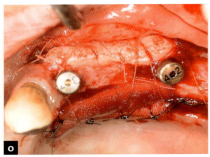
CASE 7o 結合組織移植を行った．

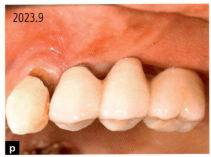
CASE 7p 形態修正した上部構造を再装着した．

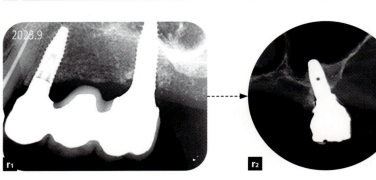

CASE 7q1, 2 術前のデンタルエックス線写真と CBCT 画像．Monje の分類の 3 b の状態を示していた．

CASE 7r1, 2 術後のデンタルエックス線写真と CBCT 画像．著明な骨の再生が確認された．

弁のトリミングなどによって submerged type の術式が行える場合

粘膜骨膜弁の切開・剥離・翻転を行う際に，適切にトリミングを行い，弁どうしの良好な接合を得るための手法として以下の 3 つのパターンを挙げることができる（前述 FIG 15a〜c）．

①パターン 1

近遠心方向への水平的な切開を行う際に，極力インプラント体またはフィクスチャー，あるいはカバーキャップの外形に沿いながらも，できるだけ直線的となるように切開線を描き，弁どうしの接合を行う方法．頰舌側の弁を可能な限り直線とする．そして遠心端を斜め曲線状に切開することで，わずかなズレを修正する方法である．とくに下顎臼歯部の切開においては，可及的にインプラント体，あるいはカバーキャップの外径に沿いながらも，できるだけ直線的な切開ラインとすることで，ズレがわずかに残った，なめらかな曲線は，遠心部の斜め切開が適度にズレることより調整され，弁どうしの接合が適切に得られることがある（前述 CASE 4, 5）．

②パターン 2

インプラント体の直径が大きい場合など，可及的な，直線的な切開がほぼ不可能である場合，一度インプラント周囲溝に沿った外径の切開を行った後に，弁を剥離・翻転した後，縫合の時点でトリミングを行って直線化し，弁どうしの接合を得ることができる．この弁のトリミングによって，弁どうしの接合は良好になることができるが，角化粘膜の幅の減少を避けることはできない（CASE 8）．

CHAPTER 3　インプラント周囲炎の再生療法とフラップデザイン

弁のトリミングにより直線化を図った症例

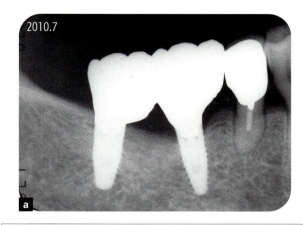

CASE 8a　メインテナンス来院時．7 6 インプラント周囲に骨吸収が認められる．

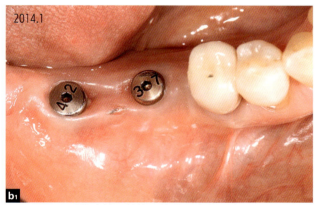

CASE 8b₁　手術直前の状態．粘膜の炎症は消退している．

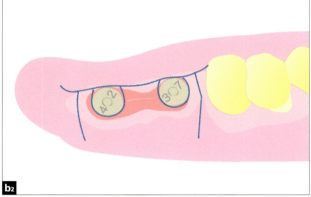

CASE 8b₂　切開線を示すシェーマ．

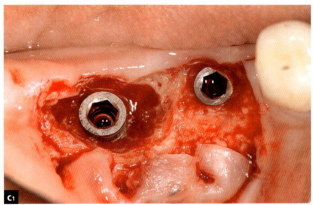

CASE 8c₁　粘膜骨膜弁が剥離・翻転されたところ．

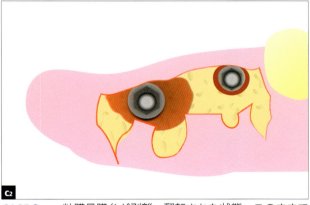

CASE 8c₂　粘膜骨膜弁が剥離・翻転された状態．このままではsubmergedの状況をつくることはできない．

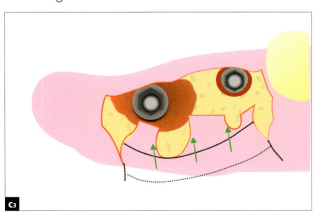

CASE 8c₃　頬側の弁のトリミングを行うことでsubmergedの状況をつくり出す．

107

CHAPTER 3　インプラント周囲炎の再生療法とフラップデザイン

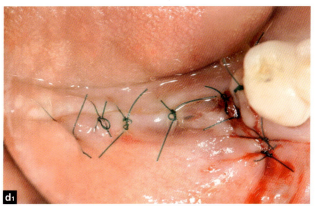

CASE 8d₁, 2　縫合終了時．弁のトリミングにより良好な閉鎖が得られた．

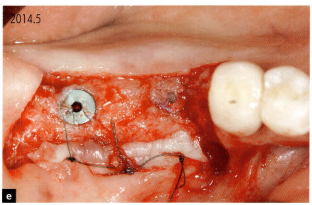

CASE 8e　2次外科手術時．良好な骨の再生を得ることができた．角化粘膜の幅の拡大のために，歯肉弁根尖側移動術を行った．

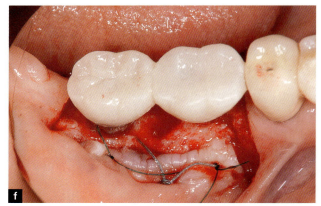

CASE 8f　プロビジョナルクラウンを元の位置に戻す．この後にコーパックにて創部を保護した．

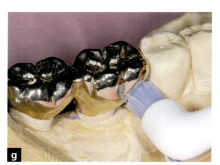

CASE 8g　タフトブラシで清掃性を確認．

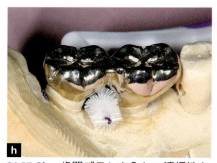

CASE 8h　歯間ブラシを入れて清掃性を確認．

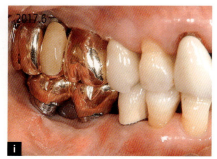

CASE 8i　粘膜が治癒した後に，形態修正した上部構造を再装着した．

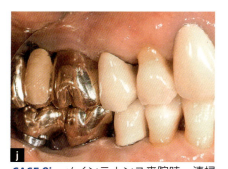

CASE 8j　メインテナンス来院時．清掃は良好である．

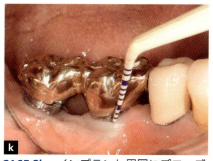

CASE 8k　インプラント周囲にプローブは1mm程度しか入らず，ポケットが除去されていることが確認された．

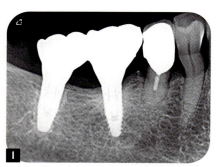

CASE 8l　メインテナンス来院時のデンタルエックス線写真．骨欠損は骨で満たされ，骨頂部のラインが明瞭になっている．

③パターン3

インプラント体の頬舌側の境界に沿った2本の近遠心への水平方向の切開を行い，台形状の弁を作成する方法．この方法ではインプラント体の舌側端，頬側端に合わせて水平方向に2本の切開を行い，近遠心に縦切開を加え，台形状の弁とする．この切開により弁の形成時点で近遠心方向に直線上の弁の断端が形成され，頬舌側の弁どうしは正しく適合することができる．この切開においてはパターン2同様に，骨膜減張切開による歯冠側移動が不可欠となる．

non-submerged type のフラップデザイン[64]

non-submerged type の術式は，上部構造が着脱不可能な場合，ティッシュレベルタイプインプラントが埋入されている場合，頬側弁あるいは舌側弁の歯冠側移動が困難な場合，インプラント体が近接している場合，インプラント周囲粘膜が水平的に退縮している場合，などに適用される．部位としては上顎臼歯部などに多い．

長所としては，二次外科手術を必要としないこと，歯間部粘膜の切除を必要としないこと，などが挙げられる．短所としては，弁の完全閉鎖ができないこと，骨再生が不十分となってしまうことなどが挙げられる．

non-submerged type の術式は，基本的に歯周組織再生療法の術式が選択される．歯周病に罹患した歯においては完全に粘膜下に埋入し，一次閉鎖することができないことから，歯が粘膜から貫通した状態で再生処置を行わなければならない．すなわち，基本的に non-submerged type の術式は，歯周組織再生療法と同様の術式が選択されることとなる．

Cortellini らの考案した modified papillae preservation technique（以下，MPPT）の術式（FIG 17）がインプラント周囲の non-submerged type による骨再生に非常に適していると筆者は考えている．インプラント周囲の骨欠損の多くは，2～3壁性の骨内欠損型であり，またインプラント体の周囲に炎症性の肉芽組織が存在することから，MPPT は有効である（CASE 9）．

MPPT を準用した再生術式の概要は，
①骨頂に向けての頬側ならびに歯間部の内斜切開を行う．
②必要に応じて縦切開，骨膜減張切開を行う．
③頬側の全層弁を剥離する．
④歯間部骨頂上に水平切開を行い，結合組織を分割した後，歯間部から口蓋に向けての清掃や剥離を行う．
といった一連の流れでフラップを形成する．

水平方向の切り分けの切開によって，炎症性の肉芽組

MPPT を準用した non-submerged type の術式
non-submerged type ＋ Class 1（Monje の分類）骨内欠損 (infraosseous defect)

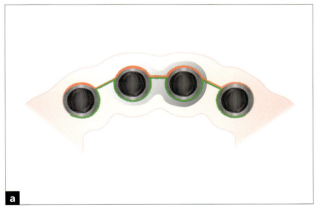

FIG 17a 切開線と術式の概要．
●骨頂に向けての頬側・歯間部の内斜切開．
●必要に応じて縦切開，骨膜減張切開．
●頬側での全層弁剥離．
●歯間部骨頂直上に水平切開を行い，結合組織を分割．
●歯間部から口蓋へ向けての全層弁剥離．

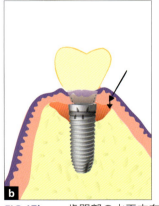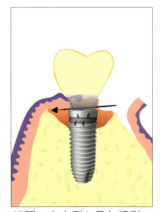

FIG 17b, c 歯間部の水平方向の切開．上皮側と骨欠損側に切り分ける切開．＊ Trombelli L. Flap design and suturing techniques to optimize reconstructive outcomes. In: A Sculean A(ed). Periodontal Regenerative Therapy. New Malden, Surrey: Quintessence Publishing, 2010, 241-258. より引用・改変

CHAPTER 3　インプラント周囲炎の再生療法とフラップデザイン

non-submerged typeの術式を用いてインプラント周囲炎の治療を行った症例

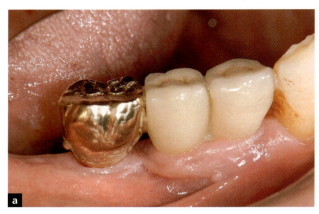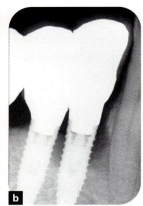

CASE 9a, b　インプラント埋入から10年後のメインテナンス時．口腔内写真ではさほど強い炎症所見を認めないが，デンタルエックス線写真では4┃に骨吸収が認められた．

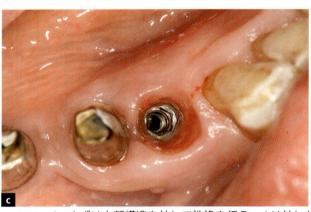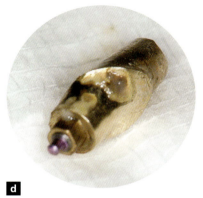

CASE 9c, d　まずは上部構造を外して洗浄を行う．dは外した上部構造の粘膜貫通部．多量のプラークの付着を認める．

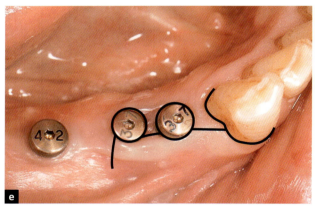

CASE 9e　┃5 4┃のインプラント周囲骨欠損に対する再生療法のフラップデザイン．MPPTを準用している．

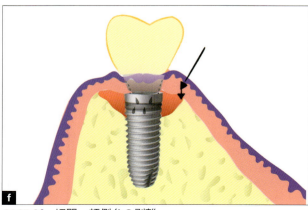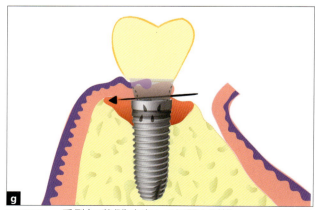

CASE 9f　切開，頰側弁の剥離．

CASE 9g　舌側（口蓋側）方向への切開と剥離．

110

CHAPTER 3 インプラント周囲炎の再生療法とフラップデザイン

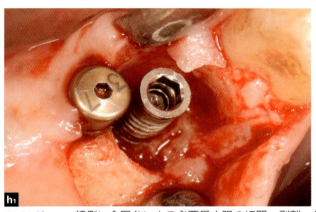
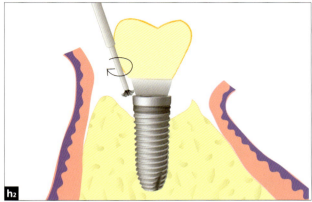

CASE 9h1, 2 頬側に全層弁による必要最小限の切開・剥離，歯間乳頭部に水平方向への切開を加え，舌側方向へ全層弁を剥離・翻転した．骨欠損部の軟組織の除去，インプラント表面の除染を行った．

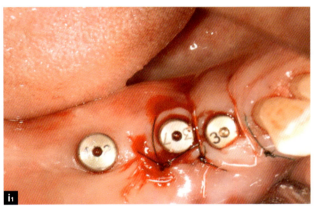
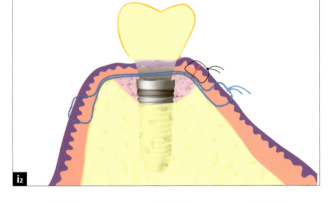

CASE 9i1, 2 骨移植（生理活性物質の併用）を行い，弁を元の位置に戻して縫合．適切に弁の閉鎖が行われている．

CASE 9j1 デンタルエックス線写真による術後経過の比較．術前．
CASE 9j2 骨欠損部の経過は良好だが，骨移植材の粒子が明瞭に認められる．
CASE 9j3 骨移植材の粒子の形が消えつつあり，骨に同化しているようにみえる．

術前　　2か月後　　11か月後

2021.8

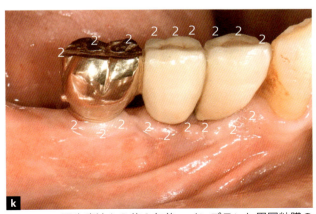
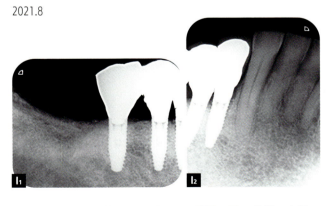

CASE 9k 再生療法から約1年後．インプラント周囲粘膜の状態は良好である．数字はプロービングデプス．

CASE 9l1, 2 2年後．インプラント周囲の骨の状態は良好である．

111

CHAPTER 3　インプラント周囲炎の再生療法とフラップデザイン

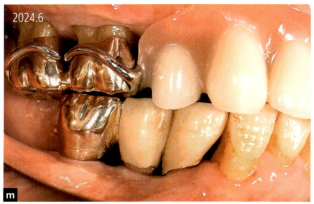

CASE 9m　メインテナンス来院時の側方面観．清掃は良好に保たれており，粘膜に炎症所見を認めない．

CASE 9n　インプラント周囲炎再生療法後約5年．骨移植部に同化が進んでいることが確認できる．

織と弁が適切に切り分けられる．インプラント体表面の厚い炎症性の肉芽組織を取り除き，適切なデブライドメント，インプラント体表面の除染を行なっていく．骨移植を行なった後は，骨膜減張切開による弁の歯冠側移動を得て，歯間部において弁の適切な一次閉鎖を行う．テンションフリーによる適切な弁の接合を行ない，歯間部の弁が適切に閉鎖されることにより，骨の再生は良好に得ることができる．しかしながら，submerged typeの術式と比較した場合，骨の再生は限定的である（CASE 10）．

低侵襲型のフラップ　EMD＋メンブレン

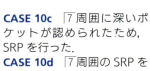

CASE 10a　患者は68歳，女性．メインテナンス来院時，インプラント周囲粘膜に炎症所見が認められたため，デンタルエックス線写真を撮影したところ，⎿7周囲に骨欠損が認められた．
CASE 10b　上部構造を外し，ヒーリングキャップに交換して，繰り返し洗浄を行った．

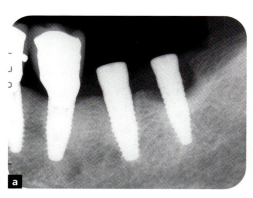
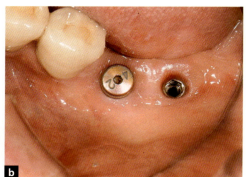

CASE 10c　⎿7周囲に深いポケットが認められたため，SRPを行った．
CASE 10d　⎿7周囲のSRPを行ったときに除去した，インプラント周囲の沈着物（縁下歯石）．

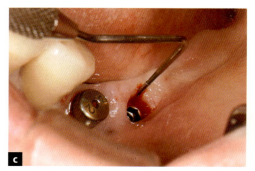
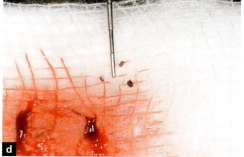

CHAPTER 3　インプラント周囲炎の再生療法とフラップデザイン

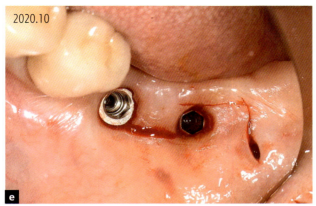
CASE 10e　必要最小限の弁を形成するフラップデザイン．

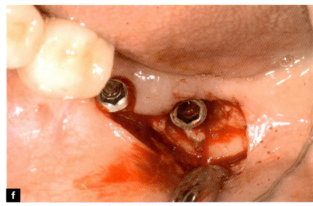
CASE 10f　フラップを形成後．

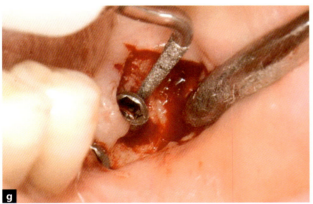
CASE 10g　「バリオサージ3」（京セラ）を用いて（できるだけパワーを下げて使用），骨欠損上の肉芽組織を極力一塊として除去する．

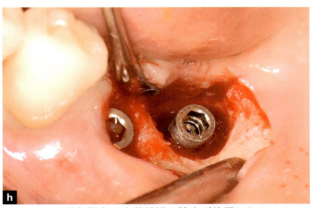
CASE 10h　骨欠損上の肉芽組織の除去が終了したところ．

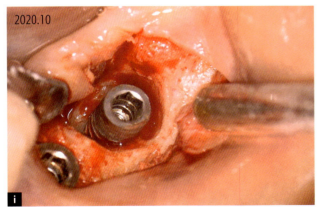
CASE 10i　骨欠損内を搔爬．インプラント体表面の除染終了時．

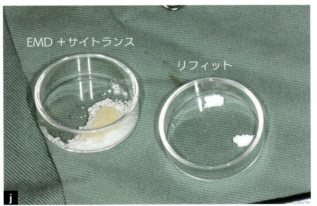
CASE 10j　「エムドゲインゲル」（EMD）+「サイトランスグラニュール」（ジーシー）と，「リフィットデンタル」（京セラ）．

113

CHAPTER 3 インプラント周囲炎の再生療法とフラップデザイン

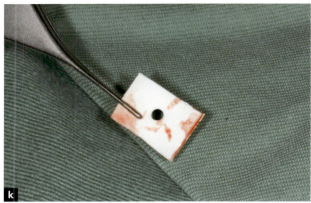

CASE 10k 「サイトランスエラシールド」(ジーシー)にラバーダムパンチで穴をあける.

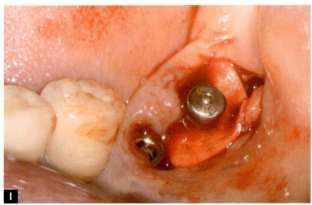

CASE 10l 骨移植後にメンブレン(サイトランスエラシールド)を設置.

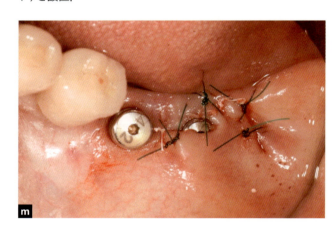

CASE 10m 縫合.

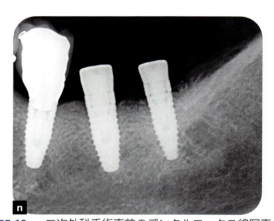

CASE 10n 二次外科手術直前のデンタルエックス線写真.

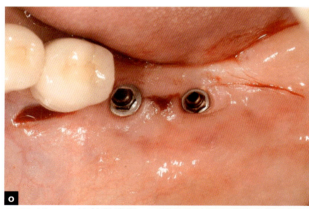

CASE 10o 二次外科手術.口腔前庭拡張と歯肉弁根尖側移動術を意図した術式.

生理活性物質の使用と骨移植

　インプラント周囲炎に対する再生療法としては,メンブレンを用いたGBRと「エムドゲイン®」などの生理活性物質の応用,またはその併用が挙げられる.インプラント周囲骨欠損に対して遮断膜を用いて骨再生を図る治療は,基本的にGBRと同じ治療を指す.また,インプラント周囲炎に対して「エムドゲイン®」が有効であるとの報告もある.

　欠損のサイズが大きければ基本的に骨移植の併用が望まれる.セメント質の再生が見込まれないインプラント周囲の骨欠損の骨再生には足場材料としての骨移植がしばしば必要とされる.

114

CHAPTER 3 インプラント周囲炎の再生療法とフラップデザイン

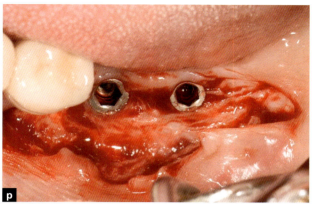

CASE 10p ⌊7周囲の骨欠損部は新生組織で満たされていた.

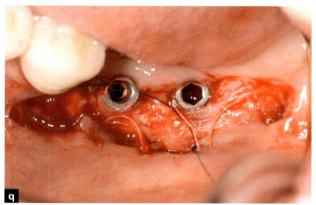

CASE 10q 骨膜を固定源として,粘膜を根尖側へ設置して縫合.

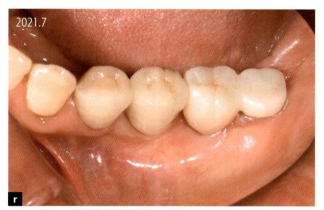

CASE 10r 上部構造を新製して装着後.

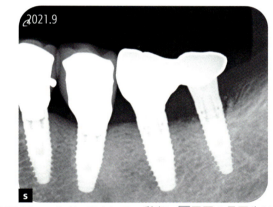

CASE 10s メインテナンスへ移行.⌊7周囲の骨再生は良好である.

適切な位置への弁の設置と縫合（TABLE 4）

non-submerged type のフラップでは弁の断端を正確に合わせて一次閉鎖を行う.

submerged type のフラップでは,骨移植・メンブレンの使用に対し,必要に応じて骨膜減張切開を行ない,弁の一次閉鎖を図る.

いずれのパターンにおいても再生療法において,良好な一次閉鎖が,良好な予後のための重要な鍵であることはいうまでもない.

TABLE 4 submerged type と non-submerged type のフラップの比較.

フラップ	フラップの特徴
submerged type	・インプラント埋入時の GBR の術式が適応される. ・フラップのデザインも GBR の手法に準じる.弁の一次閉鎖と再生の場の確保のために,しばしば厚い肉芽組織の切除を必要とする. ・適切な弁の形成と骨膜減張切開により確実な一次閉鎖が得られ,良好な骨の再生を得ることができる. ・二次外科手術を要するが,これはデメリットでもあり,メリットでもある.
non-submerged type	・インプラント体が粘膜から貫通した状況での弁の閉鎖であるため,submerged type よりも難易度の高い術式となる ・基本的に GTR やエムドゲインを用いた歯周組織再生療法の術式を準用したフラップデザインが適応される. ・インプラント間の弁の閉鎖が重要となるため,インプラント間の水平方向の切開,弁の適切な剥離,弁の正確な適合が重要となる.

115

CHAPTER 3　インプラント周囲炎の再生療法とフラップデザイン

必要に応じた上部構造の様式と形態の修正

上部構造を除去して治療を行える場合，インプラント周囲炎の改善の後に上部構造を元に戻す．このとき，上部構造の様式や形態がインプラント周囲炎の増悪に関与していたと思われる場合は，結合様式の変更や形態の修正を行い，上部構造を再装着する．

summary

インプラント周囲炎の治療においては，まずは悪化の要因を分析し，その改善を行わなければならない．その理由から，歯周病の治療と同様に非外科的な原因除去のための治療期間を設定することが大切である．非外科的な原因除去の治療フェーズを経て再評価を行い，外科的介入の是非を検討する．

切除療法では，歯周外科の切除外科の術式に準じたフラップを適用する．

一方で，再生療法を適用する場合は，submerged type あるいは non-submerged type のいずれかのフラップデザインの選択となる．submerged type では，基本的に GBR のフラップデザインに倣った術式となる．一方で，non-submerged type では歯周組織再生療法のフラップデザインを準用することとなる．インプラント上部構造を取り外すことが可能であれば，術前にインプラントの上部構造を外すことで，粘膜が適切に閉鎖され，submerged type の術式が可能となる．これによってインプラント周囲骨欠損の改善を得ることができる．

Point2　インプラント周囲炎の再生療法のフラップデザインのポイント

①インプラント周囲炎のリスク因子として，細菌学的要因，力学的要因，構造的要因などが挙げられる．まずは個々の症例の増悪因子を把握し，可及的な改善を図ったのちに，必要に応じて外科的介入を行う．
②外科的介入は，切除療法，再生療法に大きく分けられるが，支持骨量の改善などの理由から，再生療法が好んで用いられている．
③再生療法の術式は，GBRに準じたsubmerged typeのフラップデザインと，歯周組織再生療法に準じたnon-submerged typeのフラップデザインに分けられる．いずれの術式においても，汚染されたインプラント体表面の確実な除染と，骨欠損内の肉芽組織の除去，弁の一次閉鎖が鍵となる．
④再発を防ぐために，より慎重なメインテナンスが重要であることはいうまでもない．

参考文献

1. Knöfler W, Barth T, Graul R, Krampe D. Retrospective analysis of 10,000 implants from insertion up to 20 years-analysis of implantations using augmentative procedures. Int J Implant Dent. 2016 Dec; 2 (1):25.

2. Fischer KR, Lindner I, Fickl S. Implant treatment in periodontally compromised subjects--quality of life and patient satisfaction. Clin Oral Investig. 2016 May;20(4):697-702.

3. Reissmann DR, Dard M, Lamprecht R, Struppek J, Heydecke G. Oral health-related quality of life in subjects with implant-supported prostheses: A systematic review. J Dent. 2017 Oct;65:22-40.

4. Daftary F, Mahallati R, Bahat O, Sullivan RM. Lifelong craniofacial growth and the implications for osseointegrated implants. Int J Oral Maxillofac Implants. 2013 Jan-Feb;28(1):163-9.

5. Heij DG, Opdebeeck H, van Steenberghe D, Kokich VG, Belser U, Quirynen M. Facial development, continuous tooth eruption, and mesial drift as compromising factors for implant placement. Int J Oral Maxillofac Implants. 2006 Nov-Dec;21(6):867-78.

6. Jemt T. Measurements of tooth movements in relation to single-implant restorations during 16 years: a case report. Clin Implant Dent Relat Res. 2005; 7 (4):200-8.

7. Jemt T, Lekholm U. Single implants and buccal bone grafts in the anterior maxilla: measurements of buccal crestal contours in a 6 -year prospective clinical study. Clin Implant Dent Relat Res. 2005; 7 (3):127-35.

8. Fransson C, Lekholm U, Jemt T, Berglundh T. Prevalence of subjects with progressive bone loss at implants. Clin Oral Implants Res. 2005 Aug;16(4):440-6.

9. Jemt T, Ahlberg G, Henriksson K, Bondevik O. Tooth movements adjacent to single-implant restorations after more than 15 years of follow-up. Int J Prosthodont. 2007 Nov-Dec;20(6):626-32.

10. Berglundh T, Armitage G, Araujo MG, Avila-Ortiz G, Blanco J, Camargo PM, Chen S, Cochran D, Derks J, Figuero E, Hämmerle CHF, Heitz-Mayfield LJA, Huynh-Ba G, Iacono V, Koo KT, Lambert F, McCauley L, Quirynen M, Renvert S, Salvi GE, Schwarz F, Tarnow D, Tomasi C, Wang HL, Zitzmann N. Peri-implant diseases and conditions: Consensus report of workgroup 4 of the 2017 World Workshop on the Classification of Periodontal and Peri-Implant Diseases and Conditions. J Clin Periodontol. 2018 Jun;45 Suppl 20:S286-S291.

11. Renvert S, Persson GR, Pirih FQ, Camargo PM. Peri-implant health, peri-implant mucositis, and peri-implantitis: Case definitions and diagnostic considerations. J Clin Periodontol. 2018 Jun;45 Suppl 20:S278-S285.

12. Karoussis IK, Salvi GE, Heitz-Mayfield LJ, Brägger U, Hämmerle CH, Lang NP. Long-term implant prognosis in patients with and without a history of chronic periodontitis: a 10-year prospective cohort study of the ITI Dental Implant System. Clin Oral Implants Res. 2003 Jun;14(3):329-39.

13. Canullo L, Tallarico M, Radovanovic S, Delibasic B, Covani U, Rakic M. Distinguishing predictive profiles for patient-based risk assessment and diagnostics of plaque induced, surgically and prosthetically triggered peri-implantitis. Clin Oral Implants Res. 2016 Oct;27(10):1243-1250.

14. Monje A, Kan JY, Borgnakke W. Impact of local predisposing/precipitating factors and systemic drivers on peri-implant diseases. Clin Implant Dent Relat Res. 2023 Aug;25(4):640-660.

15. Scutellà F, Weinstein T, Lazzara R, Testori T. Buccolingual implant position and vertical abutment finish line geometry: two strictly related factors that may influence the implant esthetic outcome. Implant Dent. 2015 Jun;24(3):343-8.

16. Canullo L, Peñarrocha M, Monje A, Catena A, Wang HL, Peñarrocha D. Association Between Clinical and Microbiologic Cluster Profiles and Peri-implantitis. Quintessence DENTAL Implantology. 2018; 25(1):118-121.(日本語訳)

17. Maruyama N, Maruyama F, Takeuchi Y, Aikawa C, Izumi Y, Nakagawa I. Intraindividual variation in core microbiota in peri-implantitis and periodontitis. Sci Rep. 2014 Oct 13; 4 :6602.

18. 芝多佳彦，竹内康雄，小柳達郎，丸山緑子，和泉雄一．健全状態およびインプラント周囲炎に罹患したインプラント における細菌学的，臨床的知見．the Quintessence. 2017；36(4)：756-768.

19. 和泉雄一，小柳達郎，竹内康雄．インプラント周囲炎の科学と臨床　インプラント周囲炎の細菌学的考察．Quintessence DENTAL Implantol. 2014；21(2)：54-61.

20. Wilson TG Jr. The positive relationship between excess cement and peri-implant disease: a prospective clinical endoscopic study. J Periodontol. 2009 Sep;80(9):1388-92.

21. Noelken R, Al-Nawas B. Bone regeneration as treatment of peri-implant disease: A narrative review. Clin Implant Dent Relat Res. 2023 Aug;25(4):696-709.

22. Tastepe CS, van Waas R, Liu Y, Wismeijer D. Air powder abrasive treatment as an implant surface cleaning method: a literature review. Int J Oral Maxillofac Implants. 2012 Nov-Dec;27(6):1461-73.

23. Lindhe J, Meyle J. Group D of European Workshop on Periodontology. Peri-implant diseases: Consensus Report of the Sixth European Workshop on Periodontology. J Clin Periodontol. 2008 Sep;35(8 Suppl):282-5.

24. Persson GR, Roos-Jansåker AM, Lindahl C, Renvert S. Microbiologic results after non-surgical erbium-doped:yttrium, aluminum, and garnet laser or air-abrasive treatment of peri-implantitis: a randomized clinical trial. J Periodontol. 2011 Sep;82(9):1267-78.

25. 西村匡宏．文献からみるインプラント撤去の基準．日本歯科評論 2018；78（ 2 ）：117-122.

26. Misch CE, Perel ML, Wang HL, Sammartino G, Galindo-Moreno P, Trisi P, Steigmann M, Rebaudi A, Palti A, Pikos MA, Schwartz-Arad D, Choukroun J, Gutierrez-Perez JL, Marenzi G, Valavanis DK. Implant success, survival, and failure: the International Congress of Oral Implantologists (ICOI) Pisa Consensus Conference. Implant Dent. 2008 Mar;17(1): 5 -15.

27. Okayasu K, Wang HL. Decision tree for the management of periimplant diseases. Implant Dent. 2011 Aug;20(4):256-61.

28. Machtei EE, Horwitz J, Mahler D, Grossmann Y, Levin L. Third attempt to place implants in sites where previous surgeries have failed. J Clin Periodontol. 2011 Feb;38(2):195-8.

29. Grossmann Y, Levin L. Success and survival of single dental implants placed in sites of previously failed implants. J Periodontol. 2007 Sep;78(9):1670-4.

30. Papathanasiou E, Finkelman M, Hanley J, Parashis AO. Prevalence, Etiology and Treatment of Peri-Implant Mucositis and Peri-Implantitis: A Survey of Periodontists in the United States. J Periodontol. 2016 May;87(5):493-501.

31. Polak D, Maayan E, Chackartchi T. The Impact of Implant Design, Defect Size, and Type of Superstructure on the Accessibility of Nonsurgical and Surgical Approaches for the Treatment of Peri-implantitis. Int J Oral Maxillofac Implants. 2017 Mar/Apr;32(2):356-362.

32. Berglundh T, Wennström JL, Lindhe J. Long-term outcome of surgical treatment of peri-implantitis. A 2 -11-year retrospective study. Clin Oral Implants Res. 2018 Apr;29(4):404-410.

33. Azzeh MM. Er,Cr:YSGG laser-assisted surgical treatment of peri-implantitis with 1 -year reentry and 18-month follow-up. J Periodontol. 2008 Oct;79(10):2000-5.

34. Sahm N, Becker J, Santel T, Schwarz F. Non-surgical treatment of peri-implantitis using an air-abrasive device or mechanical debridement and local application of chlorhexidine: a prospective, randomized, controlled clinical study. J Clin Periodontol. 2011 Sep;38(9):872-8.

35. Burgueño-Barris G, Camps-Font O, Figueiredo R, Valmaseda-Castellón E. The Influence of Implantoplasty on Surface Roughness, Biofilm Formation, and Biocompatibility of Titanium Implants: A Systematic Review. Int J Oral Maxillofac Implants. 2021 September/October;36(5):e111–e119.

36. Khoshkam V, Suárez-López Del Amo F, Monje A, Lin GH, Chan HL, Wang HL. Long-term Radiographic and Clinical Outcomes of Regenerative Approach for Treating Peri-implantitis: A Systematic Review and Meta-analysis. Int J Oral Maxillofac Implants. 2016 Nov-Dec;31(6):1303-10.

37. Parma-Benfenati S, Tinti C, Romano F, Roncati M, Aimetti M. Long-Term Outcome of Surgical Regenerative Treatment of Peri-implantitis: A 2 - to 21-Year Retrospective Evaluation. Int J Periodontics Restorative Dent. 2020 Jul/Aug;40(4):487-496. (日本語訳 別冊 the Quintessence PRD YEARBOOK 2021)

38. Froum SJ, Froum SH, Rosen PS. A Regenerative Approach to the Successful Treatment of Peri-implantitis: A Consecutive Series of 170 Implants in 100 Patients with 2 - to 10-Year Follow-up. Int J Periodontics Restorative Dent. 2015 Nov-Dec;35(6):857-63.

39. 小野善弘，窪木拓男(監訳)．インプラントセラピー．東京：クインテッセンス出版，2020.

40. Roos-Jansåker AM, Renvert H, Lindahl C, Renvert S. Surgical treatment of peri-implantitis using a bone substitute with or without a resorbable membrane: a prospective cohort study. J Clin Periodontol. 2007 Jul;34(7):625-32.

41. Regidor E, Ortiz-Vigón A, Romandini M, Dionigi C, Derks J, Sanz M. The adjunctive effect of a resorbable membrane to a xenogeneic bone replacement graft in the reconstructive surgical therapy of peri-implantitis: A randomized clinical trial. J Clin Periodontol. 2023 Jun;50(6):765-783.

42. Roos-Jansåker AM, Persson GR, Lindahl C, Renvert S. Surgical treatment of peri-implantitis using a bone substitute with or without a resorbable membrane: a 5 -year follow-up. J Clin Periodontol. 2014 Nov;41(11):1108-14.

43. 吉江弘正．インプラント周囲疾患の病態・治療アウトライン．In：吉江弘正ら(世話人)，石川知弘ら(コメンテーター)，歯科医師・研究者チームによる歯周治療のコンセンサス ❹インプラント周囲疾患．東京：インターアクション，2021.

44. Roux S, Orcel P. Bone loss. Factors that regulate osteoclast differentiation: an update. Arthritis Res. 2000; 2 (6):451-456.

45. 下野正基．治癒の病理：インプラント臨床の疑問に答える．日本口腔インプラント学会誌．2024；37（ 3 ）：195-202.

46. Monje A, Galindo-Moreno P, Canullo L, Greenwell H, Wang HL. Editorial: From Early Physiological Marginal Bone Loss to Peri-Implant Disease: On the Unknown Local Contributing Factors. Int J Periodontics Restorative Dent. 2015 Nov-Dec;35(6):764-5.

47. Schwarz F, Becker J. Peri-implant Infection: Etiology, Diagnosis and Treatment. Chicago: Quintessence Publishing, 2007.

48. Schwarz F, Herten M, Sager M, Bieling K, Sculean A, Becker J. Comparison of naturally occurring and ligature-induced peri-implantitis bone defects in humans and dogs. Clin Oral Implants Res. 2007 Apr;18(2):161-70.

49. Monje A, Pons R, Insua A, Nart J, Wang HL, Schwarz F. Morphology and severity of peri-implantitis bone defects. Clin Implant Dent Relat Res. 2019 Aug;21(4):635-643.

CHAPTER 3　インプラント周囲炎の再生療法とフラップデザイン

50. Stefanini M, Marzadori M, Sangiorgi M, Rendon A, Testori T, Zucchelli G. Complications and treatment errors in peri-implant soft tissue management. Periodontol 2000. 2023 Jun;92(1):263-277.

51. Galarraga-Vinueza ME, Tavelli L. Soft tissue features of peri-implant diseases and related treatment. Clin Implant Dent Relat Res. 2023 Aug;25(4):661-681.

52. Linkevicius T, Apse P, Grybauskas S, Puisys A. The influence of soft tissue thickness on crestal bone changes around implants: a 1 -year prospective controlled clinical trial. Int J Oral Maxillofac Implants. 2009 Jul-Aug;24(4):712-9.

53. Tavelli L, Barootchi S, Avila-Ortiz G, Urban IA, Giannobile WV, Wang HL. Peri-implant soft tissue phenotype modification and its impact on peri-implant health: A systematic review and network meta-analysis. J Periodontol. 2021 Jan;92(1):21-44.

54. Tinti C, Parma-Benfenati S. Treatment of peri-implant defects with the vertical ridge augmentation procedure: a patient report. Int J Oral Maxillofac Implants. 2001 Jul-Aug;16(4):572-7.

55. Shaya F, Butler B, Hsu YT. Role of Keratinized Tissue on the Management of Peri-implantitis: A Case Report. Int J Periodontics Restorative Dent. 2023 Jul-Aug;43(4):517-523.

56. Zukauskas S, Puisys A, Andrijauskas P, Zaleckas L, Vindasiute-Narbute E, Linkevičius T. Influence of Implant Placement Depth and Soft Tissue Thickness on Crestal Bone Stability Around Implants With and Without Platform Switching: A Comparative Clinical Trial. Int J Periodontics Restorative Dent. 2021 May-Jun;41(3):347-355.

57. Froum SJ, Froum SH, Rosen PS. A Regenerative Approach to the Successful Treatment of Peri-implantitis: A Consecutive Series of 170 Implants in 100 Patients with 2 - to 10-Year Follow-up. Int J Periodontics Restorative Dent. 2015 Nov-Dec;35(6):857-63.

58. Mercado F, Hamlet S, Ivanovski S. Regenerative surgical therapy for peri-implantitis using deproteinized bovine bone mineral with 10% collagen, enamel matrix derivative and Doxycycline-A prospective 3 -year cohort study. Clin Oral Implants Res. 2018 Jun;29(6):583-591.

59. 宮田隆，辰巳順一(編)．歯周病と骨の科学—骨代謝からインプラントまで，医歯薬出版，2002

60. Roos-Jansåker AM, Renvert H, Lindahl C, Renvert S. Submerged healing following surgical treatment of peri-implantitis: a case series. J Clin Periodontol. 2007 Aug;34(8):723-

61. Isehed C, Svenson B, Lundberg P, Holmlund A. Surgical treatment of peri-implantitis using enamel matrix derivative, an RCT: 3 - and 5 -year follow-up. J Clin Periodontol. 2018 Jun;45(6):744-753.

62. Berglundh T, Abrahamsson I, Lang NP, Lindhe J. De novo alveolar bone formation adjacent to endosseous implants. Clin Oral Implants Res. 2003 Jun;14(3):251-62.

63. Isehed C, Holmlund A, Renvert S, Svenson B, Johansson I, Lundberg P. Effectiveness of enamel matrix derivative on the clinical and microbiological outcomes following surgical regenerative treatment of peri-implantitis. A randomized controlled trial. J Clin Periodontol. 2016 Oct;43(10):863-73.

64. Wen SC, Barootchi S, Wang HL, Huang WX. Non-submerged reconstructive approach for peri-implantitis osseous defect with removal of implant crowns: One-year outcomes of a prospective case series study. J Periodontol. 2022 Aug;93(8):1250-1261.

65. 浦野智，武田朋子，高井康博(編集・執筆)，特定非営利活動法人日本臨床歯周病学会(監修)．歯周病患者へのインプラント治療の実際．東京：デンタルダイヤモンド社，2019．より引用・改変

CHAPTER 4

最新のフラップデザイン

CHAPTER 4　最新のフラップデザイン

創傷部の安定を求めた M-MIST, single flap approach の混合型フラップ

　近年の歯周組織再生療法の流れにはいくつかのトレンドがある．1つ目は，modified-MIST（M-MIST **CHAPTER 1 FIG10**参照）に代表されるような，より低侵襲で，弁の剥離が少ない，小さな領域に限局したフラップデザインの適応である．

　そして2つ目は，歯間部で歯間乳頭を離断する切開を加えずに歯間乳頭直下の骨欠損部にトンネルアプローチする方法である．EPPT（entire papilla preservation technique）や NIPSA（non-incised papilla surgical approach），M-VISTA（modified-vestibular incision subperiosteal tunnel access　すべて後に詳述）などが挙げられる．

　そして3つ目は，結合組織移植片を，軟組織の壁として利用し，創傷部の安定，血餅の安定，骨移植材の維持安定，そしてフェノタイプの改善，さらに再生された骨の維持安定のために利用するという考えである（166ページ参照）．

　M-MIST に代表されるような小さなフラップデザインは，限局した小さな欠損部のみに適用されるため，実際の臨床では適用する機会が多いとはいえない．しかし一方で，single flap approach の適用は，歯肉退縮を抑制する観点から，そして創傷部の安定の観点からや，術式の容易さから適応が広まっている．これらの術式の違いは明確ではないが，M-MIST は，限局した一部の骨欠損のみをターゲットとしており，かつ舌側（口蓋側）に拡大した骨欠損には適応できず，結果的に MIST に切り替えるなど，進行した歯周病患者では現実的でない術式といえる．それに対して，single flap approach は，数歯にわたる骨欠損に適応できること，頬側のみならず舌側に関連する片側型フラップにも適応できることなどから，適応が広いことが相違点と考えられる．実際の臨床では，これらを複合したような混合型のフラップがしばしば適用される．

縦切開の追加

　縦切開を1本入れた三角形型のフラップ（三角弁）により，骨欠損部へのアプローチは容易となる．縦切開を入

れた M-MIST，single flap approach の混合型のフラップは，舌側へ回り込んだ欠損部へのアプローチが可能となる．このとき，天井となる乳頭部歯肉は極力剥離しないように努めなければならない．しかしながら，歯間乳頭部を離断する切開を計画していない場合でも，予期せぬ状況から，骨欠損部へのアプローチのための乳頭部の離断の切開を余儀なくされる症例にも遭遇する．臨床の現場は臨機応変での対応が必要であり，これらのフラップデザインの選択は，必要不可欠な現実的な判断，臨機応変の修正と考えられる．

根尖を超える重度の骨吸収をきたした歯周病罹患歯に三角弁にてアプローチした症例（CASE 1a～q）

　患者は初診時41歳の男性．歯周治療，インプラント治療を希望して来院された．4| は根尖を超える骨吸収，M2の動揺をきたしており，前医では抜歯と説明された．

　進行した歯周病患者であったが，年齢的に積極的な介入による保存的な治療が望ましいと考えられ，再生療法が選択された．再生療法に先立ち，根尖を超えるデブライドメントが予想されたため，術前に抜髄を行った．デンタルエックス線写真ならびに CBCT による診査では根尖を超える骨吸収と，頬側から遠心そして舌側に至る骨吸収が確認された．三角弁を応用した最小限の範囲のフラップによるアプローチを計画した．近心隅角部にややカーブをつけた切開を加え，歯肉溝内切開により弁を遠心方向に向かって剥離・翻転した．4|5間の歯間乳頭部には SPPT の斜め切開を行った．これより骨欠損部へのアプローチが可能となった．粘膜骨膜弁は縦切開部隅角より骨欠損方向に向かって横方向にスムーズに展開された．粘膜骨膜弁を剥離すると，深い骨欠損が明示された．デブライドメントを確実に行い，歯根面の SRP を行なった後に，生理活性物質として FGF-2を使用し，骨移植材として炭酸アパタイトを填入した後に，弁を元の位置に戻し，縫合・閉鎖した．

　術後の治癒は極めて良好であった．患者は疼痛などの不快症状を一切訴えず順調に経過した．縦切開部は速やかに一次閉鎖し，4日後には切開の痕は認められなくなっていた．歯間乳頭部の切開部も順調に閉鎖し，歯肉

CHAPTER 4　最新のフラップデザイン

根尖を超える重度の骨吸収をきたした歯周病罹患歯に三角弁にてアプローチした症例

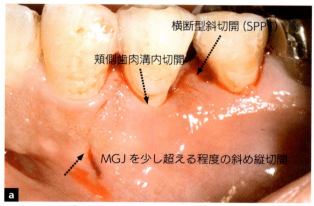

横断型斜切開（SPP）
頬側歯肉溝内切開
MGJを少し超える程度の斜め縦切開

CASE 1a　三角弁による必要最小限のフラップ＋乳頭切開．

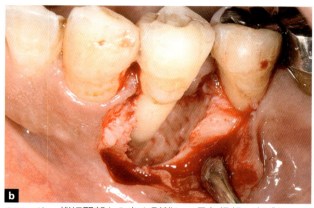

CASE 1b　縦切開部から弁を剥離し，骨欠損部へ広げた．

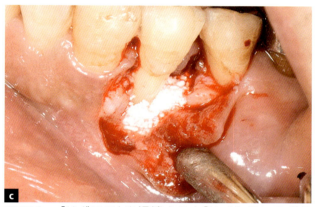

CASE 1c　「リグロス」を浸漬させた「サイトランスグラニュール」（ジーシー）を骨欠損部に填入した．

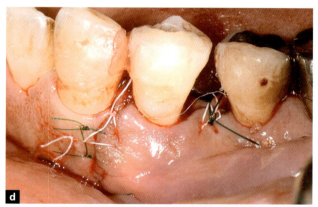

CASE 1d　縫合終了時．容易に元の位置に弁を戻して閉鎖することができた．

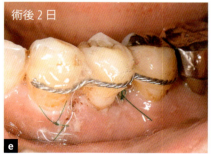

術後2日

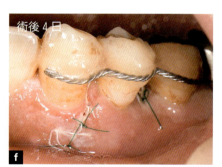

術後4日

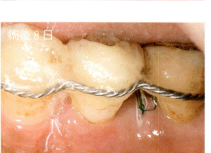

術後8日

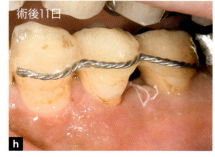

術後11日

CASE 1e〜h　発赤，腫脹などの所見も認めず，痛みもなく，速やかに創部は治癒していった．4日後には縦切開の創部は閉鎖され，8日後には切開線の傷は不明瞭になり，11日後には切開した痕はみられなくなった．

CHAPTER 4　最新のフラップデザイン

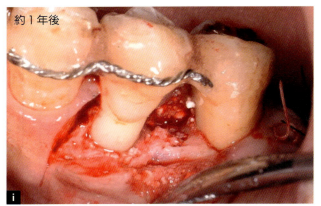

CASE 1i　約1年後, 著しい骨の再生が確認された.

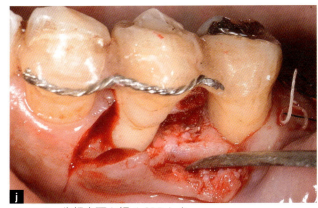

CASE 1j　歯根表面を軽くSRPした.

退縮はわずかであった. 歯間乳頭部を切開したものの, 舌側の歯間乳頭部歯肉が安定して天井を維持していたことも, 良好な結果につながった理由に挙げられる. 1年後, 二次外科手術のためのリエントリーを行った. 根尖に至る重度な骨吸収は, 新生骨で満たされていた. 歯根の表面を軽く清掃し, EMDを塗布した後に弁を閉鎖した.
術後は順調に回復し, 動揺は収束し, デンタルエックス線写真にて骨移植部の境界が徐々に不明瞭になってく

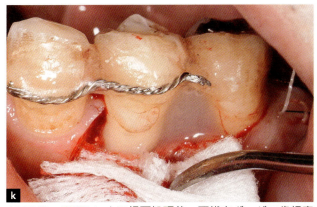

CASE 1k　EDTAによる根面処理後, 不織布ガーゼで歯根表面を乾燥させ, EMDの塗布を行なった.

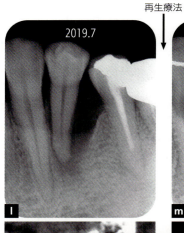
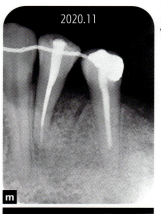
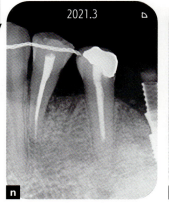
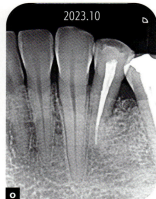

CASE 1l　根尖を超える骨吸収であったため, 生活歯であったが, 外科処置前に抜髄した.
CASE 1m　再生療法1年後. 骨欠損部は徐々に回復している.
CASE 1n　1年5か月後. 骨移植部は徐々に周囲の骨との境界が不明瞭になっている.
CASE 1o　初診から4年3か月後.

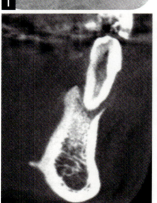
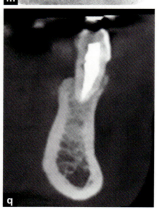

CASE 1p　再生療法前のCBCT画像.
CASE 1q　再生療法1年後のCBCT画像. 頬側に劇的な骨の再生を認める.

ることが観察された．移植骨は徐々に周囲骨と同化していることが確認された．CBCTによる画像でも，露出していた頬側歯根部に骨が再生していることが確認された．

三角弁によるM-MISTとsingle flap approachとEPPTの中間型とも思える本症例のフラップは，三角弁の剥離度合いはMISTと同程度であるものの，側方からのアプローチであり，欠損部への容易なアクセスと，縦切開部への容易な縫合・閉鎖がその利点といえる．

歯根吸収部へのアプローチのために三角弁を用いた症例（再生療法ではない）（CASE 2a〜p）

患者は60歳の女性．再生療法を含む歯周治療とインプラント周囲の骨造成ならびに結合組織移植を行い，20年近くにわたりメインテナンスに来院され，歯周組織の状態は良好に維持されてきた．メインテナンス来院時に1|歯頸部歯肉にピンクスポット[1〜3]（歯根吸収などによって象牙質の厚さが薄くなり，歯髄組織がピンク色に透けて見える部分）を認めたため，歯根吸収を疑った．デンタルエックス線写真，CBCTにより歯根吸収が確認された．保存治療か，抜歯してインプラント適応かの二者選択に対し，患者は保存治療を希望された．1|近心隅角部に縦切開，引き続き歯肉溝内切開により三角弁が形成された．遠心部には肉芽組織が充満しており，その直下に歯根吸収の吸収窩があった．歯間乳頭を切り離さないフラップを計画していたが，吸収窩の範囲が広く，やむなく乳頭部に切開を加え，術野を拡げた．結果として吸収窩にアクセスすることができ，肉芽組織の除去，窩底

歯根吸収部へのアプローチのために三角弁を用いた症例

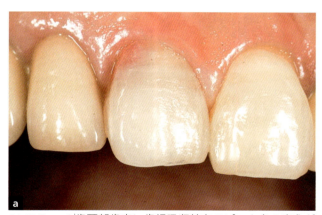

CASE 2a 1|歯頸部歯肉に歯根吸収特有のピンク色の変化が認められた．

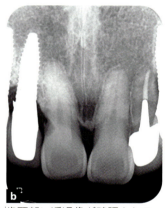

CASE 2b 1|歯頸部に透過像が確認される．

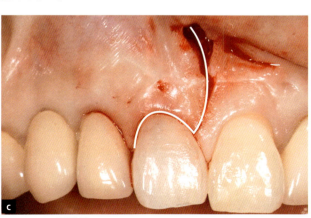

CASE 2c 切開線．

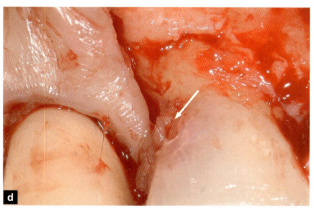

CASE 2d 歯根吸収部のアクセスのため，やむなく横断型斜切開（SPPT）を行った．

CHAPTER 4　最新のフラップデザイン

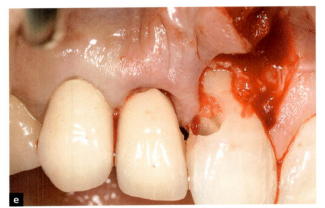

CASE 2e　歯根吸収部周囲の清掃が終わったところ．

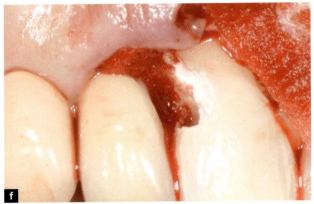

CASE 2f　MTAで歯根吸収部の表層を覆った．

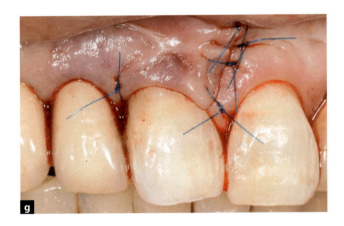

CASE 2g　CRで修復したのちに縫合．

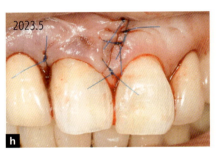

CASE 2h　縫合直後．

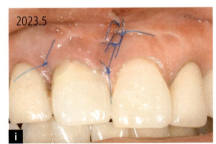

CASE 2i　2日後．

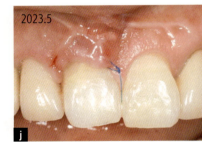

CASE 2j　1週間後．

CASE 2k　術後50日．
CASE 2l　約6か月後．

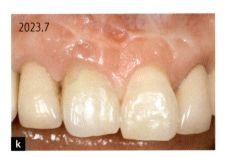

CHAPTER 4 最新のフラップデザイン

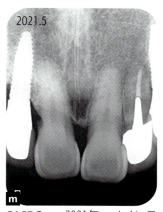

CASE 2m 2021年，メインテナンス時には歯根吸収として検出されなかった．

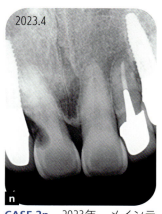

CASE 2n 2023年，メインテナンス時に明らかな歯根吸収を認めた．

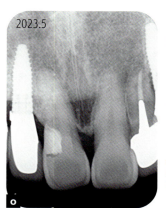

CASE 2o 術直後．

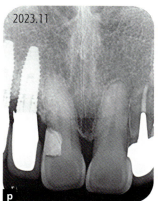

CASE 2p 術後1年6か月，問題なく経過している．

部の表層部の除染に引き続き，進行を防ぐために，吸収窩の封鎖を行って弁を閉鎖した．

歯肉退縮はほとんど起こらず，封鎖部も現在のところ落ち着いて安定している．患者には再度吸収が進行した場合に抜歯する旨を伝えている．

微小循環とフラップデザイン

粘膜骨膜弁を剥離・翻転することで，創傷部には重大な血流障害が起こる．近年の歯周組織再生療法における努力目標の1つが歯間部の一次閉鎖であり，この目的のために，適切なフラップデザインの選択，挫滅のない切開・剥離による軟組織の可及的な保存，弁の断端の適合度合い，過度な張力を避けたテンションフリーの縫合などが求められる．

弁の裂開

歯間部の切開は，頬側寄りの切開，口蓋側寄りの切開，横断型斜切開（歯間部を斜めに横断する形の切開）のいずれかが選択される．とくに歯間部の幅の狭い症例では，斜めに横断する形の切開法の1種であるSPPT（simplified papilla preservation technique）が好んで選択される．SPPTが温存型のフラップデザインのうち，条件が悪い状況下で選択されるが，通常の症例でも選択でき，良好な一次閉鎖が期待できる．しかしながら，切開や縫合にどのように注意を払ったとしても，術後経過観察するなかで，本症例のように頬側・舌側の弁が経時

歯間乳頭部の陥没

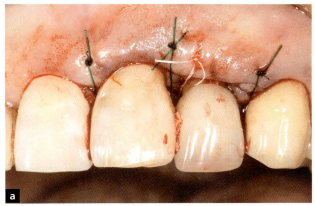

FIG 1a M-MISTによる再生療法の縫合直後．弁の断端はある程度適合しているように見えた．

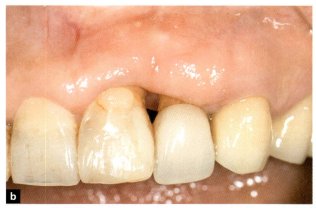

FIG 1b 術後数日は問題なく経過していたが，徐々に歯肉が陥没してきた．

血流や灌流

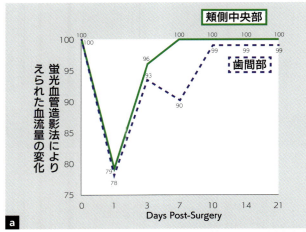
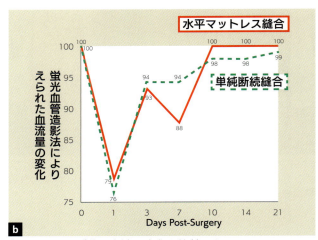

FIG 2a, b 水平マットレス縫合と単純断続縫合，頬側中央部と歯間部で，フラップ後の血流の変化を比較した．
①**粘膜骨膜弁を剥離**するという単純な行為によって，**重大な血流障害**が起こる．
②弁のもっとも歯冠側での循環不全は少なくとも3日間続くが，**歯間部では7日間続く**．
③フラップの血管外の拡散はフラップ内の毛細血管内循環よりも早く回復し，治癒の初期にはフラップの血管外の拡散は歯冠側断端に向かってかなり遠くまで広がる．
④水平マットレスと単純断続縫合の間に血流に関する**明らかな違いはない**が，どちらも治癒の**初期段階で局所的な血流不全を起こす**可能性がある．
＊参考文献4より引用・改変

的に開いてしまう場合にしばしば遭遇する（**FIG 1a, b**）．

弁が裂開すると，治癒の遅れ，感染リスクの増加，骨移植材の溢出，歯間部歯肉の陥没，重篤な審美障害となる歯肉退縮などを引き起こす．これらの裂開の要因には，弁の適合の不具合，創傷部の安静が得られなかったことなどの術者側の問題に加え，粘膜の厚み，男女差，個体差による体質的な問題，全身疾患などの影響などの患者側の要因が挙げられる．そして，もう1つの重大な要素として，血流や灌流の問題が挙げられる．

血流や灌流

どのように注意を払ったとしても，歯間部において血流が遮断されることにやむを得ず起こる．McLean ら[4]はイヌを使った研究で，フラップ手術後の血流の回復を，歯間部と頬側中央で，また単純断続縫合と水平マットレス縫合間で比較した．その結果，弁のもっとも歯冠側での循環不全は少なくとも3日間続くが，歯間部では7日間続くことから，歯間部においてより術後に循環障害が起こることを報告した．また，水平マットレス縫合と単純断続縫合の間では明らかな差はないが，いずれも初期段階で局所的な血流障害を起こす可能性があることを報告している（**FIG 2**）．

前述のように，歯間乳頭を切り離さないフラップデザインが現在注目されている．とくに，審美領域では最終的に歯周ポケットの減少，骨再生が得られたとしても，歯肉退縮や歯間部空隙の増大は，しばしば口腔関連QOLを低下させる．

微小循環とフラップデザイン

Rodriguez らは，口腔内の微小循環に関連する血管構造をレビューし，フラップの切開デザイン対する影響について報告している[5]．

①研究の方法

歯周組織に関連する微小循環として，骨膜上細動脈（SPA），骨内細動脈（ITOA），および靱帯内細動脈（ITLA），歯間乳頭部あるいは槽間中隔部で頬側細動脈と口蓋細動脈との間を接続する横行細動脈（TA）が調べられた．これらの細動脈は，それぞれ独自の主要な領域を有しながら，広範囲において相互接続される（**FIG 3, TABLE 1**）

Rodriguez らは，主要なフラップデザインを，①トン

微小循環とフラップデザイン

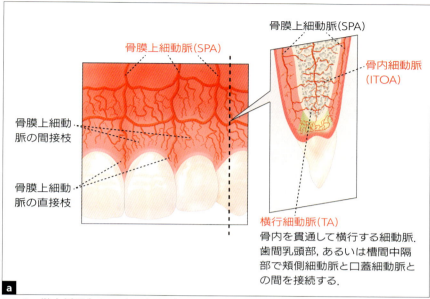

FIG 3 微小循環（microcirculation）.
①主要血管から根尖部にて分枝し，歯冠側へ向かい，歯周組織と口腔粘膜を支える.
②独自の主要な領域を持ち，**広範囲に相互接続**.
③PDL（歯根膜）の血液供給が遮断されても，歯肉の血液供給に影響を与えない.
④これらの細動脈は，歯間乳頭部あるいは辺縁歯肉で吻合する.
■ SPA（骨膜上細動脈）には，**直径**と**分布**に差がある.
・歯間乳頭部は，主要動脈から直接に垂直に立ち上がる大きな直径の枝.
・頬側辺縁歯肉は，主要動脈の水平吻合から生じる小さな直径の枝.
■ ITLA（靭帯内細動脈）
・歯間乳頭部は，近心 ITLA と遠心 ITLA の双方から血液供給.
・頬側辺縁歯肉は，頬側 ITLA 細動脈からのみ血液供給.
＊参考文献5より引用・改変

TABLE 1 上顎頬側歯肉の微小循環.

頬側歯肉	歯間乳頭	辺縁歯肉
骨膜上細動脈(SPA)直接（微小循環から）	あり	なし
骨膜上細動脈(SPA)間接（水平吻合の微小循環から）	あり	あり
骨内細動脈(ITOA)	あり	あり
靭帯内細動脈(ITLA)	あり（近心・遠心双方の歯根膜腔から）	あり（頬側歯根膜腔から）
横行細動脈(TA)	あり	なし

SPA= supraperiostal arteriole
ITOA= intraosseous arteriole
ITLA= intraligamental arteriole
PDL= periodontal ligament
TA= transverse intraosseous arteriole

ネルフラップ，②歯間乳頭基底部切開（歯根端切除術に用いる M-MIST のような切開），③SPPT 切開，④従来型の歯間乳頭切開，に分けて血流を評価した．

②結果

①トンネルフラップ（ラインアングルを超えない）では，口蓋からの横行細動脈（TA）を保存することができ，歯

CHAPTER 4　最新のフラップデザイン

TABLE 2　歯間乳頭の外科的マネジメント（SPPT，乳頭切開，トンネルアプローチ，乳頭基部切開）と，歯間乳頭への微小血管遮断の可能性．＊参考文献 5 より引用・改変
①フラップの挙上により，SPA（骨膜上細動脈）と ITOA（骨内細動脈）の間の吻合が損なわれる．
②トンネルアプローチでは，口蓋枝からの TA（横行細動脈）ならびに歯間乳頭への SPA が保存される．
③乳頭基部切開では，歯間乳頭が挙上されないため，歯槽頂部からの ITOA と TA が保存される．

テクニック		歯冠 - 歯根方向			頬舌方向	
		骨膜上細動脈（SPA）	骨内細動脈（ITOA）	靭帯内細動脈（ITLA）	骨膜上細動脈（SPA）と骨内細動脈（ITOA）の吻合	貫通横骨内細動脈（TA 横行細動脈）
	トンネルアプローチ (tunneling)	遮断されない	乳頭を剥離すれば遮断	乳頭を剥離すれば遮断	遮断	遮断されない
	乳頭基部切開 (papilla base incision)	遮断	遮断されない	遮断	遮断	遮断されない
	SPPT (simple papilla preservation incision)	遮断	遮断	遮断	遮断	遮断
	乳頭切開 (papilla incision)	遮断	遮断	遮断	遮断	遮断

間乳頭を切開しないために歯間乳頭への骨膜上細動脈 (SPA) が保存される．ただし，歯間乳頭が挙上されると，骨膜上細動脈 (SPA) と骨内細動脈 (ITOA) の間の吻合が損なわれる可能性があり，挙上の程度によっては骨内細動脈 (ITOA) ならびに靭帯内細動脈 (ITLA) が影響を受ける可能性がある．

②の M-MIST に類似した歯間乳頭基底部切開では歯間乳頭が挙上されていないため，歯槽頂からの骨内細動脈 (ITOA) と横行細動脈 (TA) が温存できる．

③の SPPT 切開では歯間乳頭の切開と剥離・翻転により，前述したすべての細動脈と吻合部が影響を受ける．

④の従来型の歯間乳頭切開では，微小循環全体が損なわれる可能性がある．

という以上のような結果となった（TABLE 2）．

従来用いられてきた歯間乳頭を離断する切開は，微小循環の観点からは望ましくなく，結果として，歯肉退縮や歯間部の陥凹などを招きやすいことが示唆される．ま

た，温存型のフラップとして歯間部が狭いなどの条件の悪い部位に好んで用いられている SPPT でさえ，微小循環の観点からは不利であることは注目すべき事柄である．

M-MIST やトンネルフラップでは部分的な微小循環の保存が得られるが，挙上の仕方しだいでは吻合などに影響を与える．歯冠側移動の症例などでは，より一層愛護的な操作に気をつけなければならない．

③結論

結論として，歯間乳頭部に切開を加え，頬舌に離断するフラップでは，たとえ SPPT のような弁の断端の接合が容易な切開デザインでも，必ず微小循環の遮断が起こることは，注目すべきことである[6]．これらの術式の適応においてはより一層のテンションフリーで，弁の断端の正確な適合を得た施術が求められる．

一方で，歯間乳頭を挙上しない M-MIST やトンネルフラップは微小循環の点からは有利で，審美領域において術後の歯肉退縮や歯間鼓形空隙の開大を避けたい場合

に推奨される．しかし，トンネルフラップを用いて歯間乳頭を歯冠側へ挙上する操作により，微小循環において血流を低下させるため，より愛護的な手術操作が求められる．

歯間乳頭を切り離さないフラップの誕生

どのように注意を払ったとしても歯間乳頭をフラップで離断することで，歯間部の弁の裂開や陥没，歯間乳頭部歯肉の退縮が，図らずも生じてしまうことがある．この出来事は先に述べたように微小循環の観点からはある程度はやむを得ない現象ととらえることができる．このような背景のもと，近年，歯間乳頭を切り離すことなく骨欠損にアプローチする手法が考案され，盛んに臨床応用されている．

whale's tail technique[7]

Bianchiら（2009年）は，歯間部歯肉を保存しながらGTR法を行うために独特な形のフラップデザインを考案した[7]．このフラップはあたかもクジラの尾のような形をしていたため，Whale's tail technique とよばれた．このフラップデザインは幅の広い歯間部歯肉を有する上顎前歯部の幅広い骨欠損に適していると述べられている

（FIG 4）．

①研究の方法と結果

唇側に末広がりの2本の縦切開を設定し，その根尖部分を水平に結んで歯肉溝内切開を唇側隣接面，口蓋側に行い，クジラの尾の形をした全層弁を剥離・翻転し，骨移植材「Bio-Oss」（ガイストリッヒファーマジャパン），メンブレン「Bio-Gide」（同上）の設置を行い，縫合・閉鎖した．

②その評価

12か月後，5.14±0.95mmのポケット深さの減少，4.57±0.65mmのクリニカルアタッチメントレベルの増大が報告された．

この術式では歯間部の歯肉が保存されるが，唇側の前庭部に水平の大きな瘢痕が生じやすいことが最大の欠点であった．また，実際の症例では上顎中切歯間にスペースを有する症例はさほど多くなく適応症が限られること，万が一歯間乳頭部で歯肉を損傷，あるいは切断してしまった場合に審美的に致命的な結果になってしまうおそれがあることなどから，広く臨床応用されるには至らなかった．

pouch-and-tunnel technique

一方で，縦切開を加えず歯肉溝内切開のみで歯肉のなかにパウチを形成し，骨欠損にアプローチする方法が

whale's tail technique

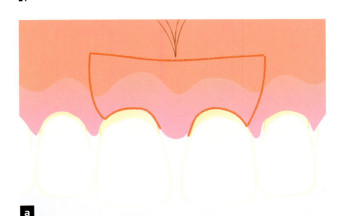

a

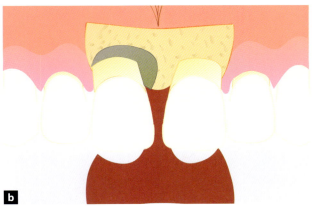

b

FIG 4a, b 　歯間部歯肉を保存しながらのGTR法．歯間離開を有する上顎前歯部の幅の広い骨欠損の再生に適する．欠点は，唇前庭部に大きな瘢痕が生じやすいことである．Bianchiら（2009年）は，12か月後，CALの増大（4.57±0.65），PPDの減少（5.14±0.95）が得られた，と報告した[7]．
【方法】①2本の縦切開，②根尖部で縦切開を結ぶ水平切開，③隣接面，口蓋に歯肉溝内切開，④全層弁で口蓋側へ剥離・翻転する．⑤その後，掻爬，EDTAによる根面処理し，骨移植（Bio-Oss），Bio-Gideを設置し，縫合を行う．

CHAPTER 4　最新のフラップデザイン

2009年にAzziらによって紹介された[8].

①研究の方法と結果

　この方法はpouch-and-tunnel techniqueとよばれ，最小限の侵襲で行う歯周形成外科を応用した再生術式である．骨欠損に対しては肉芽組織の除去を行わず，ルートプレーニング後にEMDの塗布を行い，自家骨移植を行い，血餅の安定，上皮の下方増殖の抑制と新付着の獲得，そして歯肉の厚みの増大による術後の歯肉退縮の予防のために，結合組織移植が行われた．結合組織移植片は上顎結節部の歯肉が好んで用いられた．

　また，自家骨移植後に挿入した結合組織移植片は，頬側歯肉弁に固定するべく単純縫合にて弁の外側から縫合・固定し，歯間部に付着したコンポジットレジンを固定源として歯冠側へ引き上げられた．結果として1壁性骨欠損が改善されると同時に，頬側歯根面の根面被覆が得られ，ポケット深さも減少した．

②その評価

　この術式は歯肉溝からのアプローチでは弁の伸展に限界があることが最大の欠点と考えられる．しかしながら，適応症を正しく見極めれば相応の結果が得られるものと思われる．今後，レーザーあるいは顕微鏡を使用した手術で，そして歯肉溝からのアプローチが比較的容易な症例などの一定の条件下では，このような術式の応用が広まるかもしれない．

　以上のように，とくに審美領域では骨の再生・増大というよりは，むしろ術後の審美障害を極力防ぐための手法として，歯間部を離断しない術式が次々と生まれてきた．

歯間乳頭を切り離さないフラップの台頭

　頬側・舌側の両側に弁を開いて剥離・翻転する行為は，歯間部において必然的に血流を一時的に遮断することが知られている．イヌを用いた研究では，弁を剥離・翻転後に血流が回復するために，およそ1週間程度の期間を要することが報告されている（前述FIG 2）．また近年，低侵襲のフラップ術式の優位性が示されているが，微小循環の観点からはSPPTの術式を用いたとしても，両側に弁を剥離することで血流の一時的な遮断が起こるという致命的な事実が報告されている．また，先に述べたように血流には個人差があり，とくに女性は血流の回復において男性よりも不利であることが知られている．また，粘膜の厚みなどのフェノタイプの違いは術後の骨吸収や歯肉退縮に大きな影響を与える．また一方で，歯間乳頭部の骨欠損の頂上部で弁を切断することは，骨の再生を必要とする欠損部が弁の裂開のリスクにさらされることを意味する．術後短期間で弁が裂開することは，骨欠損部の感染のリスク，術後の歯肉退縮のリスクにつながることに注意しなければならない．このような問題点を踏まえ，歯間乳頭を切り離さずに骨欠損にアプローチするフラップ術式が近年注目されている．

entire papilla preservation technique (EPPT)[9, 10]

　2017年，Aslanらは一本のベベルのついた縦切開と歯肉溝内切開により三角形（トライアングラー）の全層弁の弁を展開し，トンネルアプローチにて歯間乳頭直下の骨欠損にアプローチするフラップ術式を考案した．このEPPTは非常にすぐれた術式で，フラップの裂開をほとんど認めず，術後の痛みや腫れなどの不快症状も少なく，歯肉退縮もほとんど起こらないことから，限局した骨欠損に対するフラップ術式としては非常に有効な術式となっている（FIG 5）．

　Aslanらは限局した(isolated)深い骨欠損に対してEPPTの術式を用いて再生療法を行い，1年後に7±2.8mmのポケット深さの減少，6.83±2.5mmのアタッチメントレベルの獲得を得たことを報告した．またその結果は，最小限の歯肉退縮を意味するものであった．

　この術式のメリットとして前述したような歯間乳頭部にメスを入れて頬舌方向に離断しないことが挙げられるが，他の低侵襲型のフラップデザインと同様にフラップを大きく剥離・翻転しないことで，創傷部の安定，血餅の保持を容易に得ることができることもメリットとして挙げられる．また，1本の縦切開は根尖方向からの血流を損なうことがなく，血流の観点からも有利であると考えられる．

　EPPTの術式は非常に簡易ですぐれた術式である．た

entire papilla preservation technique (EPPT) の術式

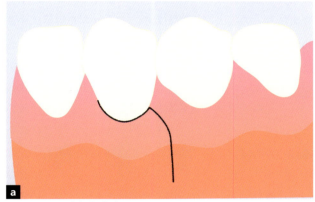

FIG 5a 頬側歯肉溝内切開．MGJを少し超える程度の斜めの縦切開（転位歯にともなう狭い歯間スペースでは，さらに1歯離して縦切開）．

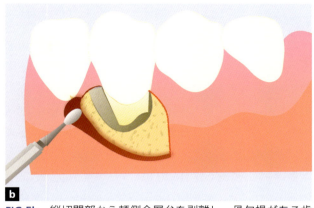

FIG 5b 縦切開部から頬側全層弁を剥離し，骨欠損がある歯間乳頭部へアクセス．

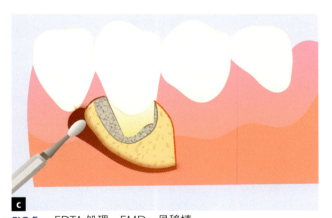

FIG 5c EDTA処理，EMD，骨移植．

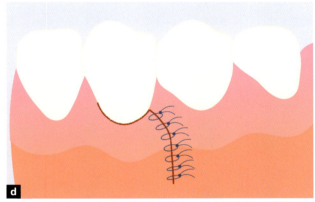

FIG 5d 縫合．＊以上，参考文献9，10より作図，引用

だ，複数の骨欠損が存在する状況下では適応できないこと，舌側へ（反対側へ）拡がる骨欠損ではアクセスが困難であること，縦切開の入れ方しだいでは歯肉クレフトや瘢痕を残したり，骨欠損へのアプローチが困難になること，乳頭直下へのアプローチやデブライドメントに技術を要することなどが挙げられるが，それらを考慮しても上回るメリットを有していると感じられる．

　AslanらによってEPPTの術式の概要をFIG 5に示す．EPPTを成功に導くためのkey pointは，歯間乳頭直下へのアプローチのための縦切開の入れ方，弁の形成の位置，乳頭直下の骨欠損へのトンネル形成とデブライドメントである．Aslanらは特殊な器具よりトンネルアプローチを行い，ハサミで肉芽組織を取り除いた．そして乳頭部の歯肉の厚みが過度に薄くならないよう注意喚起している．トンネル状の安定したフラップの形成により創傷部の安定，再生の場の確保を容易に得ることができる．このため，限局した部位における深い，根尖に達する骨欠損に対しても，驚くほどに非常に有効な結果を得ることができる．

　しかしながら，限局した深い骨欠損は，セメント質剥離など本来歯周病とは関連しない現象が悪化要因となっている症例であることもしばしばあり，術式の適応においては骨欠損の深さや形態の評価を行う一方で，悪化の要因を評価することも忘れてはならない．

CHAPTER 4　最新のフラップデザイン

EPPTにおける各切開線とそのバリエーション

EPPTの縦切開

　EPPTの実践において重要な要素の1つが歯間乳頭部直下の骨欠損部へのアクセスである．1本の縦切開が歯間乳頭部へのアクセスのために設定され，三角形の弁が展開される．この弁の剥離の仕方しだいでは，欠損部へのアクセスがしばしば困難になることが容易に想像される．縦切開は骨欠損を有しない側の隅角部に設定される．本書ベーシック編の「CHAPTER 5　切開線④　縦切開」で述べたように，縦切開は弁の断端が鋭角的な，急峻な形になることを避け，歯肉ラインに対して可及的に直角的であるように行なわなければならない．また，縦切開の近遠心的な位置は，あまり歯間乳頭部に寄りすぎると，剥離していない歯肉の幅が狭くなりすぎることから，適度な幅を残すように気をつけなければならない．弁の自由度のために縦切開は歯肉－歯槽粘膜境（以下，MGJ）をわずかに超えた位置まで伸ばす必要がある．縦切開の加え方が不十分であると，骨欠損部へのアクセスに支障をきたす．一方で，MGJを超えて過度に深い位置まで縦切開を延長すると，弁の自由度は増すものの，術後の痛みや腫脹などの不快症状が増大するので，注意しなければならない．

①縦切開の工夫

　骨欠損部へのアプローチをより確実にする理由から，縦切開の設定においては，途中で欠損部に向けて角度を変えるなどの工夫が必要である．アクセスを容易にするための縦切開の工夫の例を **FIG 6** に示す．縦切開に適度なカーブをつけながら欠損側に向けることで弁の展開が容易となる．審美領域ではこのあまり強調しない程度のカーブの縦切開が，審美的な観点から，あるいは血流の観点から有利であると考える．一方で，大臼歯部においてはこの程度のカーブではしばしば弁の展開が不十分となるため，直線的で十分な長さの骨欠損寄りの追加的な切開は有効である．大臼歯部で限局的な深い根分岐部病変に対する再生療法などで，このタイプの切開デザインは重宝される．

②ベベル

　Aslanらによると縦切開はベベルをつけた切開であると記載されている．ベベルのついた切開の斜めの断面は弁の断端の接触面積を拡大させ，一次閉鎖を有利に導く．ベベルのついた縦切開を容易に加えるために，根尖側から歯冠側方向へ向けて切開を行うことが手技的には有利である．しかしながら，歯肉の厚みしだいでは縦切開がこの限りにあらず，バットジョイントの切開でもなんら問題を感じられない．また，バットジョイントでの縦切開を加える場合は，歯冠側から根尖側への方向に切開を

EPPTの縦切開の工夫

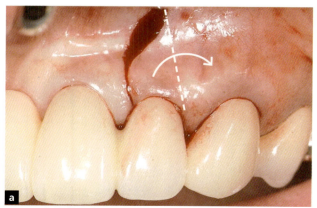 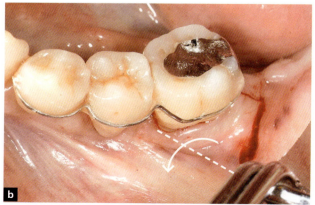

FIG 6　歯間乳頭直下の骨欠損へのアクセスを容易にするための工夫．全層弁の剥離・翻転は，基本的には縦切開の終点と歯肉溝内切開の終点を結んだラインを回転軸とした展開となる．
FIG 6a　2｜の唇側近心隅角部から根尖側方向に向かい，途中でカーブを描いて遠心方向に向かう縦切開．
FIG 6b　｜6の頬側遠心隅角部から根尖側方向に向かい，途中で近心方向に方向を変える縦切開．

加え，確実にきれいに行うことで，弁の一次閉鎖を得ることができる．

EPPT の歯肉溝内切開

歯肉溝内切開は本書ベーシック編で述べたように行う．EPPT を適応する症例は基本的に限局的な骨欠損症例であることから，歯肉溝内切開の大部分は骨縁下欠損をともなわない部分での切開となる．歯肉溝内切開は隅角を少し超えて行き，歯間乳頭部歯肉を持ち上げることを容易にする．骨欠損の程度や歯肉退縮の程度により歯間乳頭部歯肉を上方へ持ち上げる必要性がある場合は，歯肉溝内切開は，隣接する歯根面，舌側(口蓋側)へも加える．

EPPT の弁の剥離

弁は基本的に全層弁で行う．弁の歯冠側への移動が必要な場合は，状況に応じて骨膜減張切開を加える，あるいは部分層弁を適応する．

重要なことは，歯肉を裂開させることなく，歯間乳頭部の歯肉の剥離を行うことである．このため，先端部が長いメスや，挿入の容易な剥離子を使用するなどの工夫が必要となる．

EPPT を適応した症例（CASE 3）

5̲遠心の骨欠損に対して，EPPT を用いて再生療法を行った症例を **CASE 3a〜v** に示す．詳細は図中に示すとおりである．特徴的であったことは，出血が少なく，短時間で手術を終えることができたこと，術後の痛みなどの症状がほとんどなかったこと，創部の縦切開の治癒が驚くほど早く，術後 3 日には縦切開部の閉鎖が得られていたこと，などである．本症例では，深い骨欠損が 5̲遠心に限局しており，舌側への拡がりがごくわずかであったことから，この術式が適用された．

EPPT を適応した症例

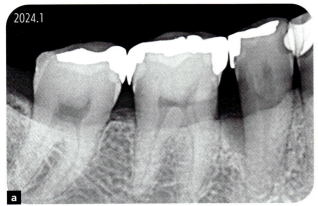

CASE 3a 5̲遠心に垂直骨縁下欠損を認めた．

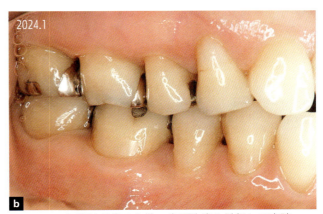

CASE 3b 初診時45歳の女性．歯周治療を希望して来院．

CHAPTER 4 最新のフラップデザイン

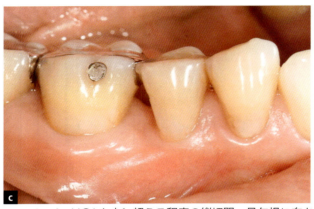
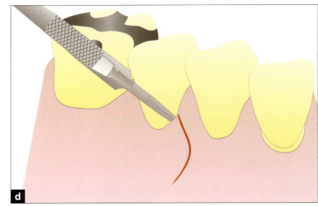

CASE 3c, d MGJを少し超える程度の縦切開．骨欠損に向かって緩やかなカーブを描き，アクセスを容易にする．

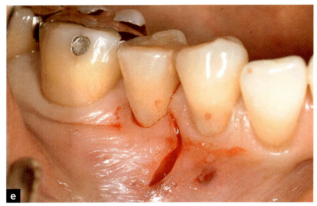
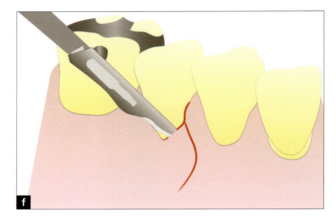

CASE 3e, f 頬側歯肉溝内切開．

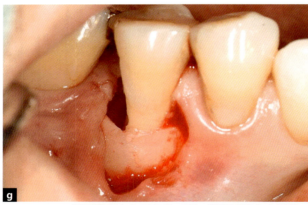
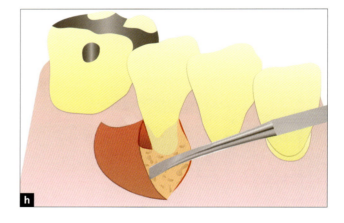

CASE 3g, h 縦切開部から三角弁の形で粘膜骨膜弁を剥離．

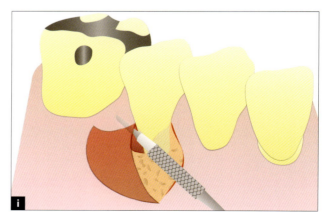

CASE 3i 歯間乳頭直下の骨欠損部にマイクロサージェリー用のメスを挿入し，肉芽を切り分ける．

134

CHAPTER 4 最新のフラップデザイン

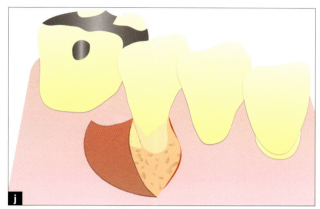

CASE 3j 骨欠損の肉芽組織の除去後. 歯根面のSRPを行う.

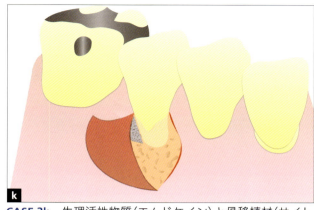

CASE 3k 生理活性物質(エムドケイン)と骨移植材(サイトランスグラニュール)の填入.

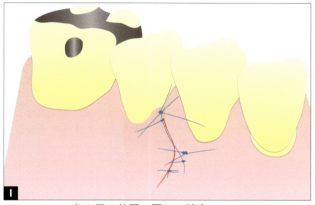
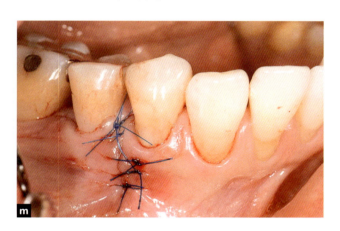

CASE 3l, m 弁を元の位置に戻して縫合.

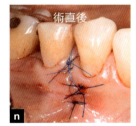
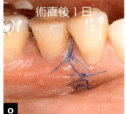
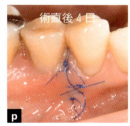
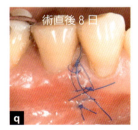
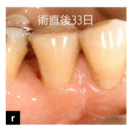

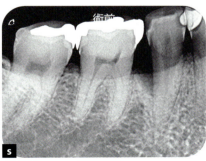
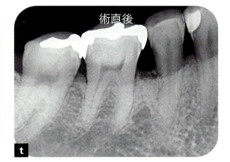
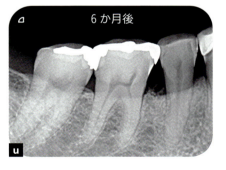

CASE 3n〜u 術後経過.

135

EPPT の改良型のフラップデザイン①
tunnel wall approach (TWA)[11]

tunnel wall approach（以下，TWA）は，Aslan の EPPT と Zucchelli の CTG wall technique（169ページで後述）を組みあわせた術式で，2023年に Mourlaas らによって報告された．1〜2壁性の骨欠損を有する Cairo の分類Ⅲ度の症例で根面被覆と付着の獲得を得るための

TWA の術式　＊参考文献11より改変・作図

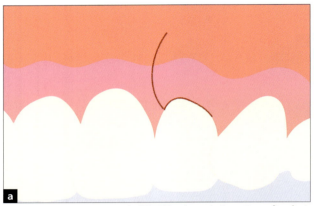

FIG 7a　EPPT にならった縦切開．トンネルフラップに含まれる歯の360度周囲に歯肉溝内切開．

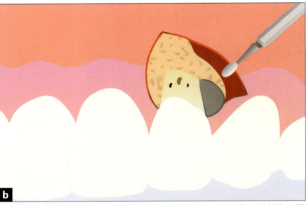

FIG 7b　MGJ を2mm 越えたところまで全層弁で剥離．骨欠損への制限されたアクセス．骨内欠損部の肉芽組織を除去し，歯根面を機械的清掃する．

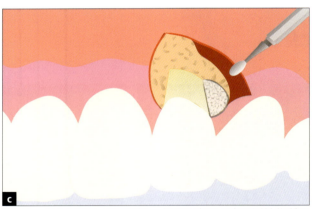

FIG 7c　骨欠損部への骨移植．必要に応じて生理活性物質の適用．

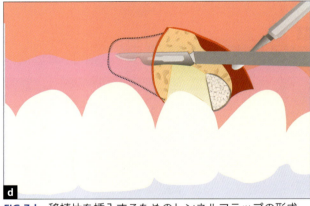

FIG 7d　移植片を挿入するためのトンネルフラップの形成．

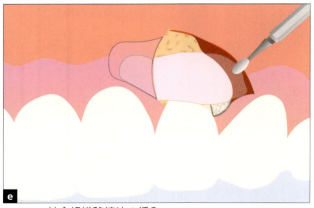

FIG 7e　結合組織移植片の挿入．

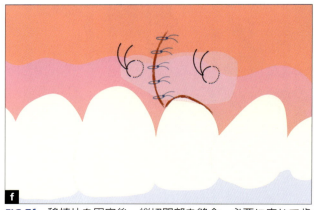

FIG 7f　移植片を固定後，縦切開部を縫合．必要に応じて歯冠側に引き上げるマットレス縫合を行う．

術式である．

　歯間乳頭部の歯肉を切開し，離断することなく1本の縦切開とそれに連なる歯肉溝内切開による三角形の弁を形成し，骨欠損部へのトンネルアクセスを行うEPPTは，創部の露出をともなわず，良好な一次閉鎖を得ることができることが最大の利点となっている．これに加えて，結合組織移植により軟組織の厚みを増すとともに，結合組織移植片を壁として利用して，血餅の安定，骨移植部の安定を得て，良好な骨再生と術後の最小限の歯肉退縮とするCTG wall technique（CTGWT 169ページ参照）の利点の両方を得ようとするのがこのTWAの術式のコンセプトとなっている．

TWAの術式

　TWAの術式を **FIG 7** に示す．最初に歯肉溝内切開が行われるが，骨欠損から2歯まで延長され，各歯の周りに360度の歯肉溝内切開を行う．これにより骨欠損に歯間乳頭部歯肉の可動性が確保される．

　MGJを最大で2 mm越える程度の縦切開により，三角形の粘膜骨膜弁が展開される．

　歯間乳頭部の歯肉の裂開に注意しながら「トンネリングナイフ」（Hu-Friedy）などを用いて骨欠損内の軟組織を切りわけ，トンネル状に歯間乳頭部歯肉を離断して持ち上げる．弁の歯冠側への伸展を容易にするために，2層での部分層の切開（減張切開）を行う．

　骨内欠損を掻爬後，EDTAで2分間根面処理を行った後に，EMDの塗布，骨移植材の填入を行い，口蓋から採取された上皮を切除した結合組織移植片を，トンネル状の弁の中に挿入し，口腔側から近心・遠心の2か所に置いて単純縫合して，移植片の固定を行う．必要に応じて弁を歯冠側に移動，固定（二重クロスマットレス縫合）を行い（**CASE 4**では行っていない），縦切開を単純縫合で閉鎖するという術式である．

　術後には縦切開部の一次閉鎖が得られ，歯間乳頭は連続性を保ちCTGの露出はなく，100％の創部の閉鎖を得るといったものであった．TWAを用いた症例を **CASE 4a〜o** に示す．

　TWAでは，最小限の歯肉退縮で，骨欠損部の骨再生，付着の獲得を得ることができる．したがってTWAは，メインテナンス期間中の審美領域での付着の喪失，新たな骨欠損に対するリカバリーに非常に有効である．

TWAを用いた症例

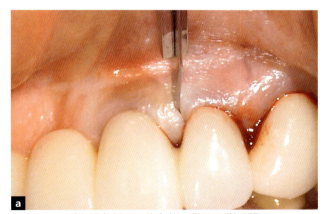

CASE 4a　近心隅角部から直角的に発する縦切開．

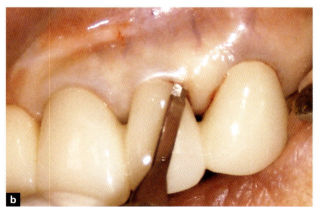

CASE 4b　トンネルフラップに含まれる歯の360度周囲に歯肉溝内切開．

CHAPTER 4 最新のフラップデザイン

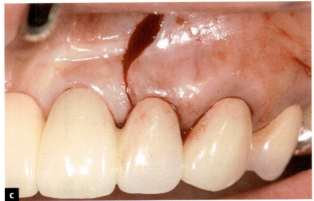

CASE 4c 遠心に向かって緩やかなカーブを描いた縦切開と歯肉溝内切開.

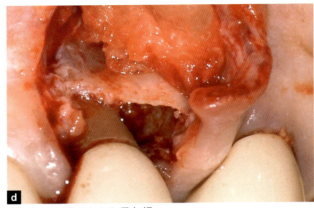

CASE 4d 明示された骨欠損.

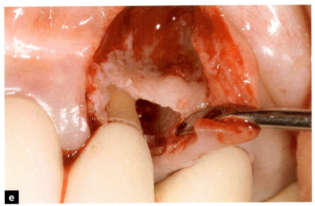

CASE 4e デブライドメント,SRP後.

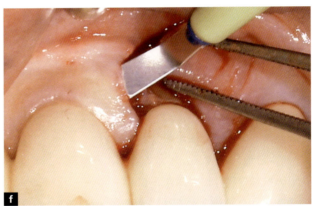

CASE 4f 結合組織移植片を挿入するためのパウチを形成.

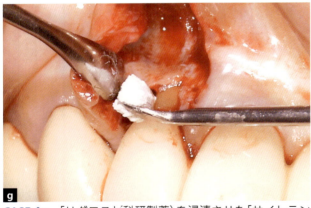

CASE 4g 「リグロス」(科研製薬)を浸漬させた「サイトラングラニュール」を填入.

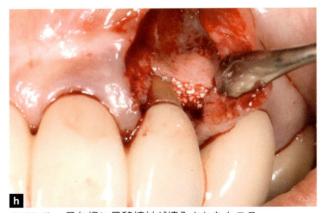

CASE 4h 骨欠損に骨移植材が填入されたところ.

CHAPTER 4 最新のフラップデザイン

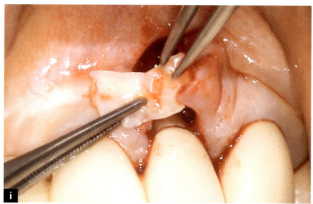

CASE 4i 結合組織移植片を挿入.

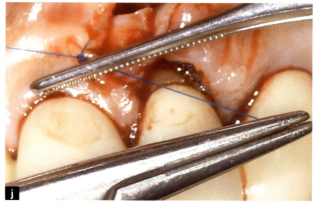

CASE 4j 歯肉の外側から針を刺入し，結合組織移植片を糸で固定.

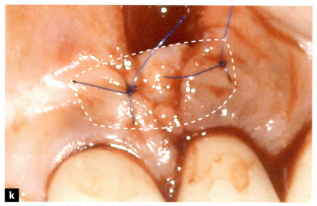

CASE 4k 外側から縫合・固定された結合組織移植片（点線）.

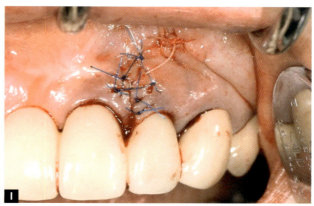

CASE 4l 弁を元の位置に戻して縫合.

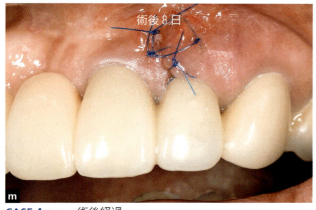

CASE 4m, n 術後経過.

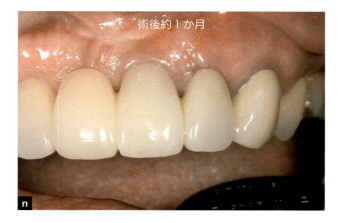

139

EPPT の改良型のフラップデザイン②
double-sided entire papilla preservation technique
頬側・舌側それぞれにEPPTを適応する術式

　Aslan らによる EPPT は，トンネルアプローチにより低侵襲で歯間乳頭部直下の骨欠損にアプローチする術式であったが，欠点として反対側（舌側）に拡がる骨欠損を有する症例には不適応とされていた．

　2023年 Ogawa らは，頬側・舌側それぞれに EPPT のフラップを適応することでこの欠点を克服する術式を考案した[12]．Ogawa らは，反対側（口蓋側あるいは舌側）まで進行した1～2壁性の骨欠損では EPPT が適応できないことを解決するために，頬側と口蓋側にそれぞれ縦切開を行い，両側からトンネル状にフラップを剥離して骨欠損にアプローチした．生理活性物質として rhFGF-2，骨移植材として炭酸アパタイト（CO_3Ap）を使用し，術後の瘢痕や歯間乳頭部の歯肉退縮を起こさず，4mm のポケット深さの減少と4mm のアタッチメントレベルの増加を得たことを報告した．この手法は，一度の手術で両サイドの骨欠損の再生を得ることができるすぐれた術式で，今日多くの術者がこの方法を応用すると思われる．

double-sided（頬舌側）EPPTを適用した症例（CASE 5）

　患者は初診時45歳の男性．他院にて歯周治療を受けたが，これ以上は無理といわれ来院．当院にて全顎的な歯周治療を行ってきた．デンタルエックス線写真上にて 3| 近心に垂直性骨欠損を認めた．CBCT の Occlusal 画像にて診査したところ，3| 頬側から近心，そして口蓋側へ廻り込むような骨欠損が観察された．そこで健全な骨の裏打ちのある遠心頬側に縦切開を加え，近心方向へ EPPT のトンネルフラップを，一方で口蓋側も健全な骨の裏打ちのある遠心口蓋隅角に縦切開を加え，近心方向へ EPPT のトンネルフラップを形成した．3 2|間の歯間乳頭部歯肉は離断することなく，トンネルフラップから骨欠損部にアクセスが行われた．

　デブライドメント後，生理活性物質を適応し，骨移植を行って，縦切開を単純結節縫合にて閉鎖した．術後，患者はまったく痛みなどの不快症状を訴えず速やかに創傷治癒がなされ，縦切開部の一次閉鎖が得られた．

| TWA の術式

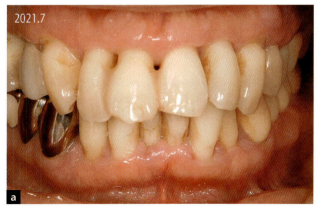

CASE 5a 術前．

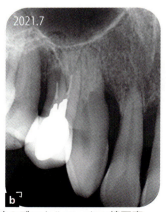

CASE 5b 術前のデンタルエックス線写真．

CHAPTER 4　最新のフラップデザイン

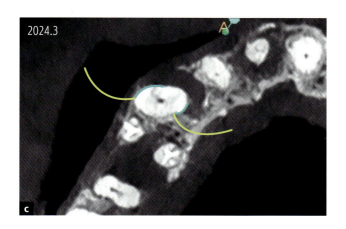

CASE 5c　CBCT 画像から確認された 3|近心の骨欠損と，アプローチするための頬側・口蓋側両側からの EPPT 切開．

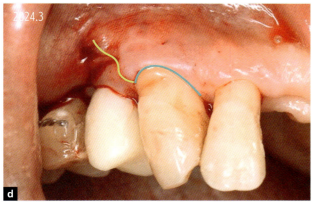

CASE 5d, e　両側から EPPT 切開を行う．青の切開線は歯肉溝内切開，黄緑は縦切開．

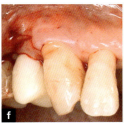

CASE 5f　3|唇側遠心に縦切開と近心方向に向けて歯肉溝内切開．

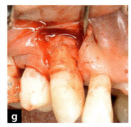

CASE 5g　三角弁を形成し，近心の骨欠損にトンネルアプローチ．

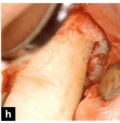

CASE 5h　近心の骨欠損が掻爬された状態．

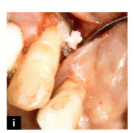

CASE 5i　骨欠損に骨移植．

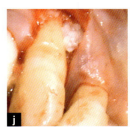

CASE 5j　骨移植後．

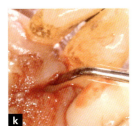

CASE 5k　口蓋側の EPPT を剝離．

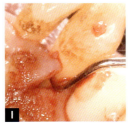

CASE 5l　口蓋側の SRP．

141

CHAPTER 4 最新のフラップデザイン

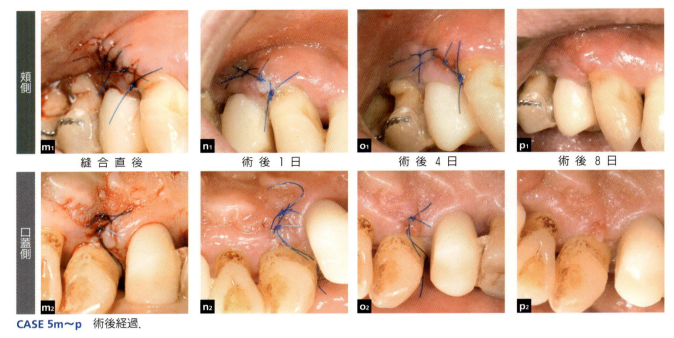

CASE 5m〜p 術後経過.

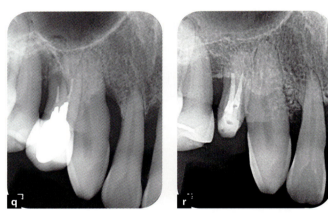

CASE 5q 術前のデンタルエックス線写真.
CASE 5r 6か月後のデンタルエックス線写真.

EPPT 適応のまとめ

　実際に臨床応用してみるとEPPTは，他の歯間乳頭を切り離さない術式に比べて，不快症状がもっとも少ない術式であるとの印象を受ける．また，このEPPTの小さなフラップを頬側あるいは口蓋側（舌側）などに複数使用することで，数歯にわたる骨欠損，頬舌にわたる骨欠損にも場合によっては応用可能である．また，舌側のみのEPPTも比較的容易に行うことができる．大臼歯部ではkey hole typeの根分岐部病変に対する再生療法に対して対応可能であると感じる．しかしながら，歯肉退縮の認められる審美領域の症例には不向きであることや，縦切開の入れ方しだいでは審美性を損なう可能性があることに注意しなければならない．

VISTA technique

　矯正治療にともなう歯肉退縮や，経年変化としての歯肉退縮を改善するために，正中の上唇小帯部に縦切開を加え，近遠心方向へ弁を拡げてアプローチする手法が，2011年にZadehによりVISTA(vestibular incision subperiosteal tunnel access) techniqueとして紹介された[13]．

　正中に縦切開を行うこの手法は，後方から前方への血流を遮断しないという血液供給の観点と，そして縦切開による瘢痕が上唇小帯の縦の線維の中に隠れ，審美障害が生じにくいといった2つの観点から，大きなメリットを有するすぐれた手法である(FIG 8)．VISTA techniqueにより単独歯から複数歯に到るまで幅広い症例において歯肉退縮の改善が得られた．

　近年このVISTA techniqueの大きな特徴である1本の縦切開と，それに引き続く近遠心方向へのフラップの延伸を利用して，骨欠損部へアプローチする手法が臨床応用されている．以下にVISTA techniqueを応用した再生療法の術式について紹介したい．

VISTA techniqueの応用①
1本の縦切開によるVISTA technique(FIG 9)

　1本の縦切開によるVISTA techniqueを応用したアプローチは，VISTA techniqueの本来のメリットを生かしながら，最小限の介入で骨欠損に対して再生療法を行う手法である．この手法は，審美領域において孤立した限局型の骨欠損で，かつ口蓋側(舌側)への欠損の伸展がない症例に対して適応される．

　Pohlらは前歯領域の限局した骨欠損に対して1本の縦切開からアクセスするVISTA techniqueを応用した再生療法について報告した[14]．

　縦切開は骨欠損にできるだけ近い位置で，歯肉溝から3mm離れたところからMGJを越えるところまでの，骨の裏打ちのある歯肉に加えられた．1本の縦切開から近遠心方向にトンネル状に粘膜骨膜弁を離断した．一方で，歯間乳頭用の剥離子を用いて歯肉溝からもトンネルアクセスを行い，縦切開から拡げたトンネル状のフラップと接続して，歯間乳頭部の弁の可動性と骨欠損部の明視化を図った．

　骨欠損のデブライドメント後に，EDTAによる根面処理をし，EMDの塗布を行なった．上顎結節部から皮質骨・海綿骨を採取して粉砕したのちに，ブロック骨＋粒子状骨(上顎結節部皮質骨海綿骨：CCTB)として填入した．実際には粒子状の骨を用いることが多い．上皮を除いた結合組織移植片を上顎結節より採取して骨欠損部に挿入し，弁の外側から縫合・固定した．しかるのちに縦切開部を縫合・閉鎖した．

　最長6年間の追跡調査でポケットの深さは8.2±0.83mmから2.7±0.52に改善，臨床的付着レベル(CAL)は8.5±0.83mmから2.7±0.52mmに改善され，2部位で頬側中央部の歯肉退縮1mmが改善された．

VISTA technique

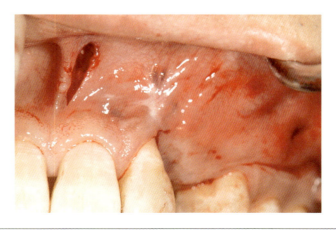

FIG 8　正中に縦切開を行うことのメリット．
【血液供給の観点から】後方から前方への血流を遮断しない．
【審美的観点から】縦切開による瘢痕が小帯の縦の線維の中に隠れる．

CHAPTER 4　最新のフラップデザイン

1本の縦切開による VISTA technique

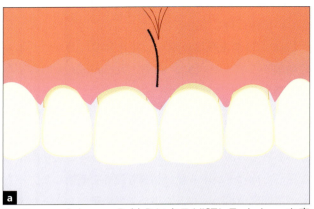

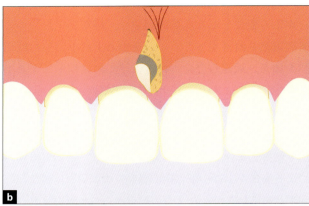

FIG 9a〜e　Snjezana Pohl らによる VISTA Technique を応用した再生療法の術式.
FIG 9a　骨欠損に隣接する歯で，できるだけ近い位置にVISTA切開（vestibular vertical access incision）を行う．歯肉溝から3mmのところからMGJを超える位置まで行う．

FIG 9b　骨欠損の近心ならびに遠心に骨膜剥離子を用いて骨膜下トンネルを形成する．歯肉溝からのアプローチで，歯間乳頭剥離子で歯間乳頭下トンネルを形成する．VISTA切開からの骨膜下トンネルと，歯間乳頭下トンネルをつなげる．弁が十分に歯冠側へ引き上げられる．掻爬，SRPを行う．

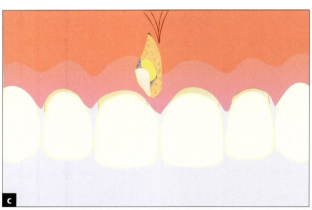

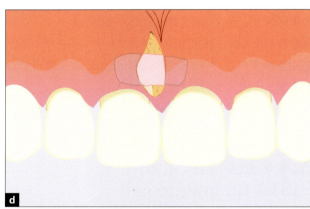

FIG 9c, d　上顎結節からCTG（結合組織移植片）とCCTB（上顎結節部皮質骨海綿骨）を採取．結節から採取したブロック骨＋粒子状骨を填入．実際には粒子状の骨を用いることが多い．

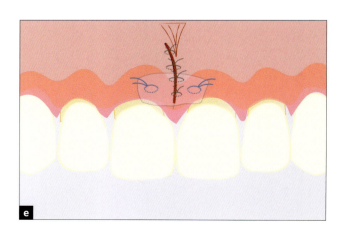

FIG 9e　骨移植＋CTG移植後，弁にCTG移植片を縫合・固定した後に縦切開部を縫合．

VISTA technique の応用②
BPP technique の改良型——VISTA のコンセプトをインプラント治療に応用

　低侵襲で審美的な合併症の少ない VISTA technique は，審美領域のインプラントに良好に適応される．上顎前歯部における抜歯即時埋入インプラントでは，残存骨壁の量や厚みが術後の骨吸収や歯肉退縮に影響を与えることが知られている．このため，抜歯即時埋入を行うと同時に，インプラント体と唇側の残存骨壁の間のギャップに骨移植を行う．必要に応じて唇側の骨壁の外側に結合組織移植を行う，あるいは骨移植を行うなどの方法が症例に応じて選択される．しかしながら，抜歯窩に骨移植材を填入することで術後の抜歯窩の治癒を遅延させることが，Araujoらによって報告されている[15]．

buccal bone plate preservation technique（BPP technique）

　Brugnami らは，抜歯窩の内側への骨移植よりも唇側骨壁の外側への骨移植のほうがむしろ重要であると考え，頬側骨壁と歯肉の間にパウチを形成し，骨移植（Bio-Oss）を行い，6 か月後にインプラントを埋入する buccal bone plate preservation technique（BPP technique）を考案した[16]．この手法は軟組織の外観の維持あるいは増大に貢献するものであったが，歯冠側からのパウチ形成は，抜歯即時埋入インプラントでは術後の歯肉退縮のリスクが懸念される．抜歯即時埋入インプラントで VISTA technique を応用し，縦切開からトンネル状のフラップを形成し，側方に向けて骨移植を行い，インプラント唇側の骨壁の補修を行うことは，一次閉鎖に有利であることや，術後の不快症状が少ないことなど，さまざまなメリットを有すると考えられる．また，抜歯窩内に粒子状の吸収の遅い骨移植材を填入しないことは，インプラント周囲炎に罹患し，インプラント体表面部に感染が起こったときに，骨移植部が感染の足場になるリスクとなることを軽減させる．

抜歯即時埋入インプラントで，正中の縦切開から骨移植を行った症例①②（CASE 6, 7）

　インプラント埋入後にインプラント体と骨壁の間に「リフィット」（京セラ）もしくは「テルプラグ」（ジーシー）を填入したその後，インプラント体を少し避けた位置で縦切開を行い，トンネル状に形成されたフラップから唇側骨壁を表面に骨移植を行う．術後速やかな縦切開は，一次閉鎖が得られる．インプラント体と骨壁との間のギャップは 3 か月後には不透過性が増し，インプラント体の唇側に十分な厚みの硬組織が得られており，経年的な唇側の歯肉退縮が予防されるものと考えられる．

抜歯即時埋入インプラントで，正中の縦切開から骨移植を行った症例①

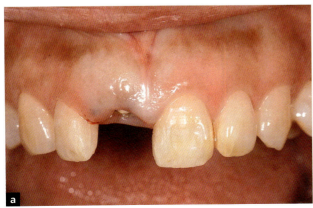

CASE 6a　手術直前の状態．

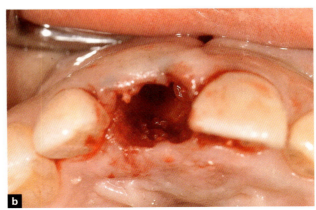

CASE 6b　抜歯直後の状態．

CHAPTER 4 最新のフラップデザイン

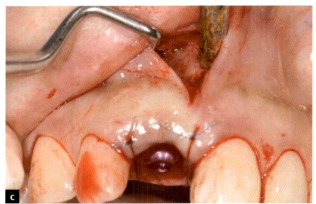

CASE 6c 正中の上唇小帯部に縦切開を入れ，粘膜骨膜弁を剥離・翻転したところ．

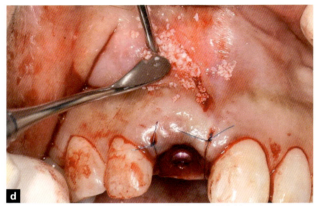

CASE 6d 縦切開部からフラップ内に骨移植材を填入．

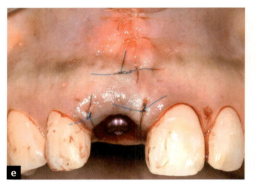

CASE 6e 縫合後．

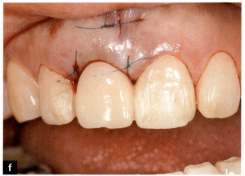

CASE 6f 縫合後，レジンシェルを抜歯窩に適合させ，「スーパーボンド」（サンメディカル）にて固定．

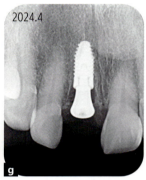

CASE 6g インプラント埋入後のデンタルエックス線写真．

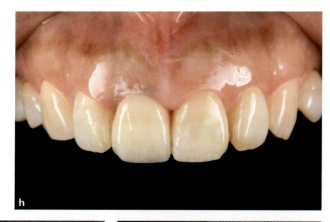

CASE 6h 最終上部構造装着後の口腔内写真．審美的に良好な結果が得られている．
CASE 6i 抜歯前のCBCT画像．唇側の骨が菲薄であること，インプラント埋入後に唇側にギャップが生じることが予想される．
CASE 6j インプラント埋入直後．縦切開からのアプローチによる骨移植が行われている．唇側骨壁とのギャップには「リフィット」（京セラ）が填入された．
CASE 6k 埋入後3か月．唇側外側の骨移植部の形態が移行的になっていることに注目！

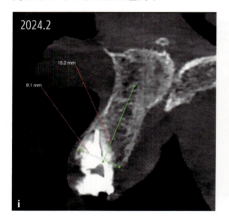
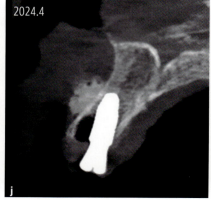
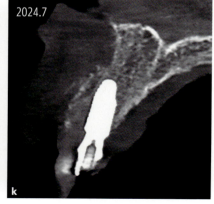

146

抜歯即時埋入インプラントで正中の縦切開から骨移植を行った症例②

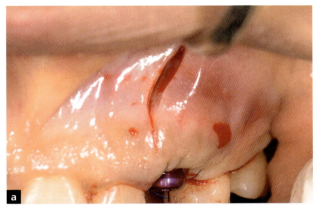

CASE 7a |3 インプラントを埋入後．唇側近心に縦切開を加えた．

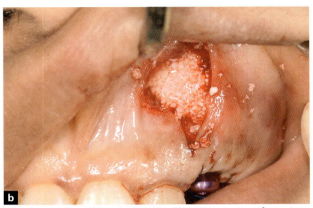

CASE 7b インプラント埋入後に縦切開からインプラントに向かって形成されたエンベロップフラップに骨移植材「Bio-Oss」（ガイストリッヒファーマジャパン）を填入．

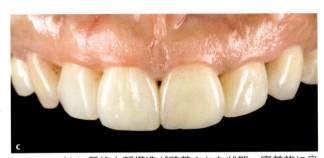

CASE 7c |3 に最終上部構造が装着された状態．審美的に良好な結果を得た．

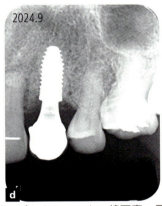

CASE 7d 術後のデンタルエックス線写真．骨頂部の骨レベルの高さが維持されている．

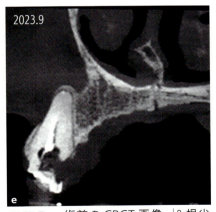

CASE 7e 術前の CBCT 画像．|3 根尖が唇側骨から突き出ていることがわかる．

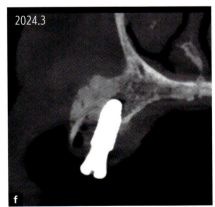

CASE 7f インプラント埋入後．唇側縦切開部から骨移植が行われた．

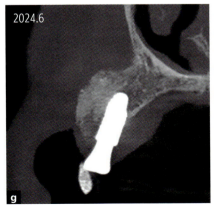

CASE 7g 3 か月後．唇側の骨移植部の形態が修正されていることがわかる．

VISTA technique の応用③
modified- VISTA (FIG 10)

　modified-vestibular incision subperiosteal tunnel access (M-VISTA)は，VISTAを改良した術式で，2018年にNajafiらによって提唱された[17, 18]．

　VISTAの利点を活かしながら弁の可動性を高め，骨欠損をより明視下でデブライドメントするために，隣接歯に2本の短い縦切開が加えられた．生理活性物質としてEMDの塗布を行い，骨移植材としてDFDBAを填入，弁は歯冠側へ引き上げられ，CEJより2mm以上歯冠側で縫合された．VISTA techniqueでは上唇小帯直下に縦切開を行うことが審美的な観点から有利であると考えられてきたが，一方で，上唇小帯に筋線維があること

Babak NajafiによるM-VISTAの術式

①歯の周囲に懸垂縫合を行なう場合

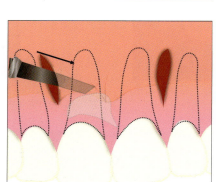
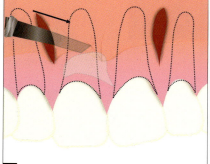
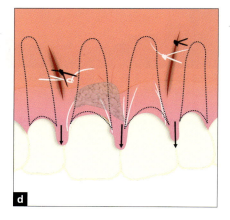

FIG 10 M-VISTAは，歯間乳頭を完全に維持することで血餅を保護し，テント効果により再生材料を保護する．
■上唇小帯部での縦切開は，術後の可動性のため，再生には不利．
■適切なアクセスのために，縦切開の位置は重要．
■肉芽組織の完全な除去は必要ではない．
とする考えである．
FIG 10a MGJから根尖方向への前庭部に縦切開．
FIG 10b 歯肉溝からのアプローチ．頬側歯肉溝内切開は歯間乳頭を避け，隅角から隅角まで行う．
FIG 10c 前庭部からのアプローチ．骨膜下トンネルを挙上．
FIG 10d 搔爬，SRP，EDTA処理の後，EMD塗布，骨移植，必要に応じて無細胞真皮マトリックス (acellular dermal matrix：ADM)移植の後に，元の位置に戻して縫合．

②接着性レジンを応用して歯冠側へ弁を引き上げて，縫合・固定する場合

FIG 10e
■2本の縦切開．
■歯肉溝内切開．
■双方からのトンネルアクセス．
■搔爬，SRP，EDTA，EMD．
■必要に応じてADMを移植する．
FIG 10f coronally anchored suturing technique (歯冠側固定縫合法)．歯面に接着させた接着性レジンを利用して，弁を歯冠側に引き上げた状態で縫合・固定．

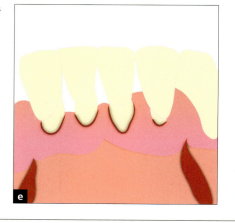
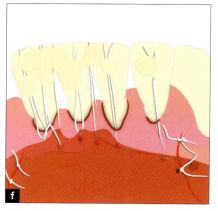

が報告されており[19]（後述），このことは創部の安定に不利となることから，上唇小帯における縦切開は再生療法において不向きであるとされた．

Linらは，上唇小帯の組成に関するレビュー論文のなかで，2本の論文において上唇小帯の35%～37.5%に筋線維があることがあると報告している．この筋線維の存在は，術後の創傷部の安定が損なわれる可能性があることから，高度の上唇小帯においては再生療法の術前に小帯の切除を検討することが推奨されている．

縦切開は欠損に応じて複数本用いることで，より可動性，可視性を高め，適応を拡大することができる．

M-VISTAを応用した症例（CASE 8）

患者は治療時点で61歳の女性．メインテナンス来院時に⎿1近心の歯間乳頭に炎症を認めた．CBCTにより⎿1近心にセメント質剥離[20～23]が検出された．セメント質剥離片の除去と骨欠損に対する再生療法が計画されたが，上顎中切歯であることから，術後の歯肉退縮や歯間乳頭部歯肉の喪失による審美的障害が懸念されたため，M-VISTAを応用した歯周組織再生療法を行うこととした．

CBCT画像では骨欠損は舌側に大きく廻り込んでおらず，唇側からのアプローチでセメント質剥離片の除去と，骨欠損のデブライドメントが可能であると判断された．骨欠損の両側に2本の縦切開を行った．縦切開は，歯肉縁から3 mm以上離れたところから，MGJを少し超えたところまで行った．上唇小帯への切開は，筋線維の関与が不安要素となるが，小帯が小さく筋線維の影響が小さいと予想されたこと，反対側の中切歯に縦切開を設置することで，可動性が得にくくなることなどから，

M-VISTAを応用した症例

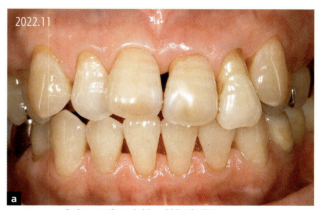

CASE 8a 患者は61歳の女性．特記事項なし．

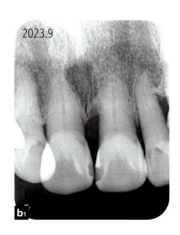

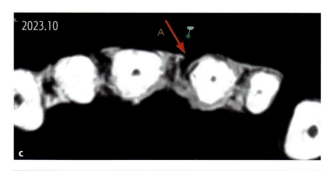

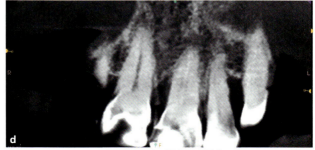

動揺											
排膿											
Bu	2	2	2	2	2	2	5	2	2	2	2	3
		2⎿		1⎿		⎿1		⎿2		
P	3	2	2	2	2	2	3	2	2	3	2	2
排膿											

CASE 8b1, 2 メインテナンス時のデンタルエックス線写真で⎿1近心に骨吸収像を認める．

CASE 8c, d CBCT画像にて⎿1近心に剥離したセメント質の剥離片を認める（赤矢印）．

CHAPTER 4　最新のフラップデザイン

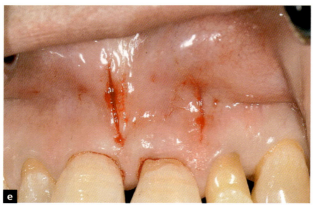
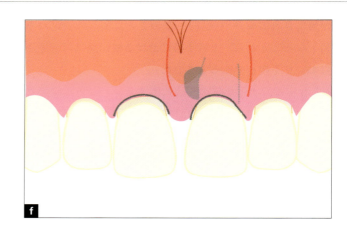

CASE 8e, f　骨欠損部に近接する2本の縦切開を行った．

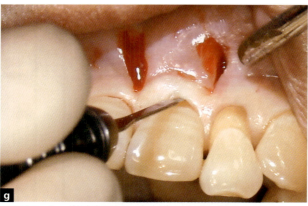
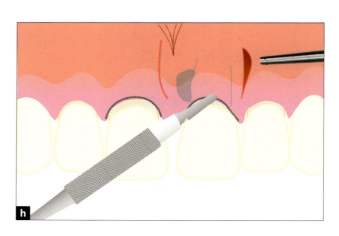

CASE 8g, h　当該歯周囲に歯肉溝内切開を行う．

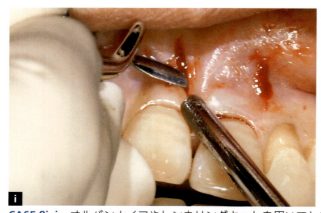

CASE 8i, j　オルバンナイフやトンネリングキットを用いてトンネル状に粘膜骨膜弁を形成する．

　本症例では2本の縦切開のうち1か所は上唇小帯部に行う形とした．弁の可動性を高め，トンネルフラップの作成を容易にし，骨欠損を見やすくするために，歯肉溝内切開を加えた．縦切開部からの粘膜骨膜弁によるトンネルフラップと，歯肉溝内からのトンネルフラップが接合し，弁の可動性が高まり，剝離片の除去と骨欠損のデブ

ライドメントが確実に行われた．
　骨欠損は超音波器具「バリオサージ3」（京セラ），Er,Cr: YSGGレーザー「ウォーターレーズ」（白水貿易，デンタリード），手用器具を用いてデブライドメントを行い，セメント質が剥がれた歯根面を，ルートプレーニングバーを用いて，鋸歯状のセメント質剥離境界部のセ

CHAPTER 4 最新のフラップデザイン

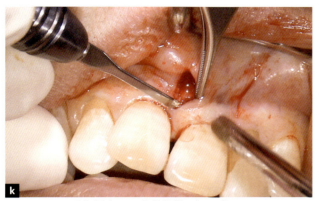
CASE 8k, l 骨欠損直下の肉芽組織を切り分ける.

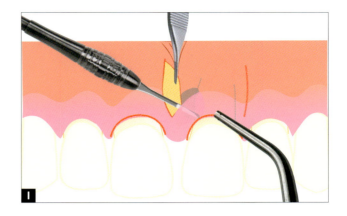

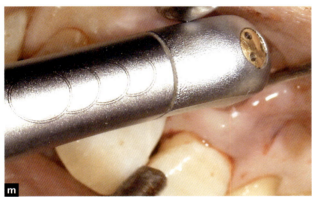
CASE 8m, n 肉芽組織除去. レーザーを用いて効率を上げる.

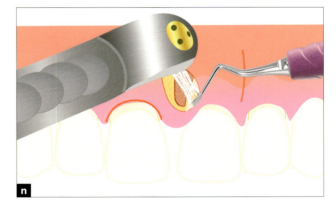

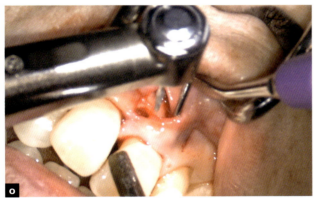
CASE 8o ルートプレーニング用のバーでセメント質剝離境界部を含めて歯根面を平滑化する.

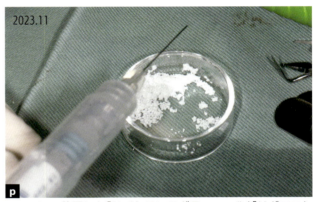
CASE 8p 使用した「サイトランスグラニュール」「リグロス」.

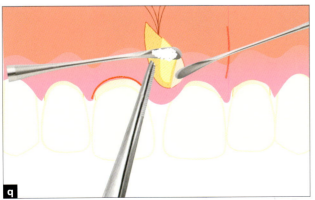
CASE 8q 「リグロス」を浸漬させた「サイトランスグラニュール」を骨欠損部に填入する.

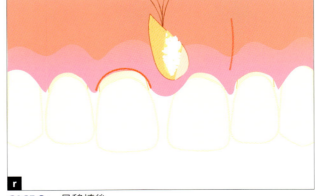
CASE 8r 骨移植後.

151

CHAPTER 4 最新のフラップデザイン

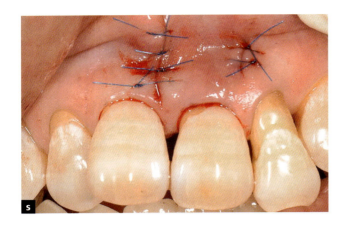

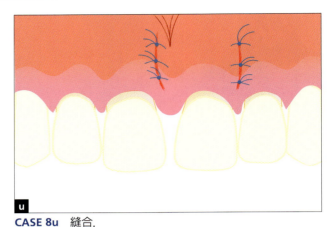

CASE 8u 縫合．

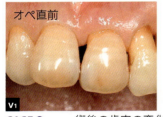

CASE 8s, t　2週間後には手術の傷はまったくわからなくなっている．

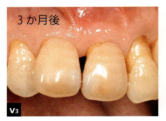

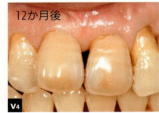

CASE 8v1〜4　術後の歯肉の変化．歯肉退縮は認められない．

メント質を含めて滑沢化を行った．FGF-2 を浸漬した炭酸アパタイト（サイトランスグラニュール）を骨欠損に埋入し，縦切開を縫合・閉鎖した．術後，速やかに縦切開部の創は閉鎖し，順調に創傷治癒した．歯肉退縮を認めず 1|1 間の歯間乳頭も形を保っている．

　本症例では隣接歯と比べて極端に進行した歯肉退縮を認めなかったため，積極的な弁の歯冠側移動は行われなかったが，症例によってはコンポジットレジンを利用し，弁を吊り上げる形での歯冠側移動も考慮する必要がある．

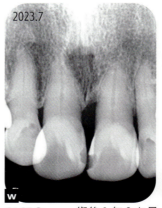

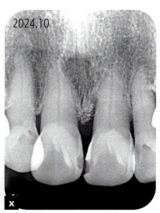

CASE 8w, x　術後1年3か月．骨頂部のラインは明瞭になってきている．

VISTA technique の応用④

J-shape incision（Jの字切開）
―― VISTA と NIPSA の利点を合わせた切開

　審美領域で限局した骨欠損に対し，血流の阻害を最大限に配慮しつつ，骨欠損へのアクセスが容易となるようなJの字の形をした切開を紹介する（FIG 11）．

　超高齢社会に入って久しいわが国において近年にわかに注目されている現象の1つに「セメント質剥離」の問題が挙げられる．2000年より以前はセメント質剥離は未知の疾患であり，稀な疾病と捉えられ，抜歯が適応とされてきた．そして発症率は1～2％程度とする文献が多くみられた．しかしながら，近年セメント質剥離は加齢とともに増加する現象で，早期に適切な対応を行えば歯の保存が可能であることもわかってきている．上顎前歯部にセラミック修復を行なった症例で時間の経過とともに偶発的にセメント質剥離が起こり，急激な骨吸収を来すことがある．今後増えてくることが予想されるこれらの急激に生じる審美領域の骨欠損に対して，極力審美障害を引き起こさずに対応する方法の1つとして，こ

J-shape incision（Jの字切開）

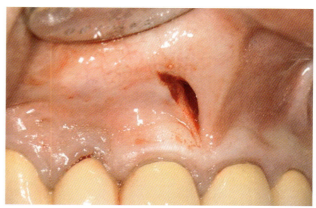

FIG 11　J-Shape incision．Jの字の形の縦切開を行ったところ．J-Shape 切開は，VISTA と NIPSA の混合型の切開法で，より低侵襲な術式である．VISTA よりも骨欠損へのアクセスが容易で，NIPSA よりも血液供給においてすぐれる．

の J-shape incision は適応される．Jの字のカーブを延長するとNIPSA（156ページ後述）の切開により近いものとなってくる．Jの字切開を行った症例を **FIG 12, CASE 9a～t** に示す．

CHAPTER 4　最新のフラップデザイン

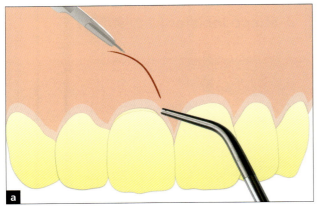

FIG 12a　Jの字状の縦切開．

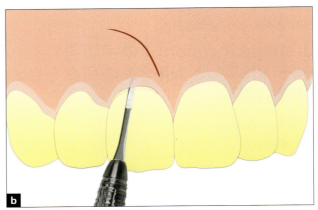

FIG 12b　歯肉溝内切開．

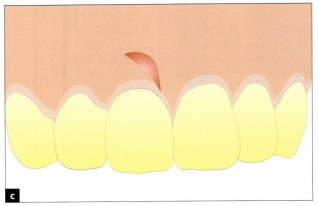

FIG 12c　切開が終わったところ．

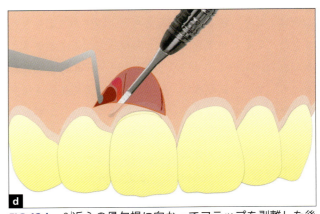

FIG 12d　2|近心の骨欠損に向かってフラップを剥離した後に，骨欠損部へのトンネルアクセス．

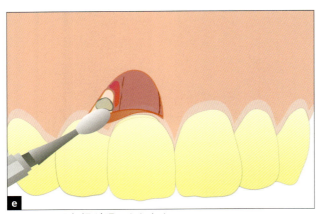

FIG 12e　骨欠損が明示されたところ．

M-VISTA まとめ

　M-VISTAは歯冠側方向への自由度が大きいにもかかわらず，血流の有利なフラップデザインである．骨欠損が複雑である場合や局所的に深い場合などは，欠損部へのアプローチに不具合を感じるが，骨欠損当該歯の歯肉に360°にわたり歯肉溝内切開を行う，あるいは場合によっては，さらに隣接歯に歯肉溝内切開を延長することにより，弁の自由度が増し，操作性が向上するとともに，欠損部へのアプローチが容易となる．さらに結合組織移植を併用することでフェノタイプの改善，根面被覆などが期待できる．

J-shape incision（Jの字切開）を応用した症例

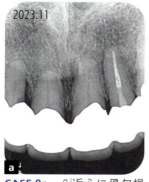

CASE 9a 2|近心に骨欠損がみられる．

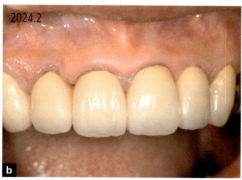

CASE 9b 定期的メインテナンスを行ったが，外科的介入を行うことになった．オペ直前の状態．

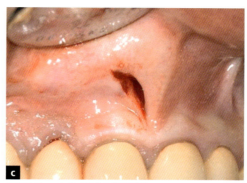

CASE 9c Jの字状の縦切開．

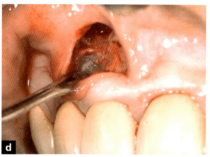

CASE 9d 骨欠損部を搔爬すると，セメント質剝離痕の歯根表面が観察された．

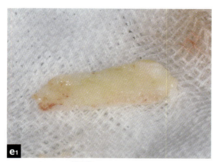

CASE 9e₁ CTG．

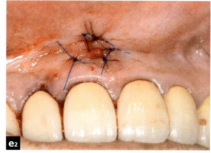

CASE 9e₂ デブライドメント，CTG，骨移植後，縫合・閉鎖する．

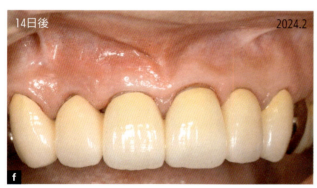

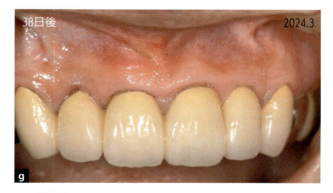

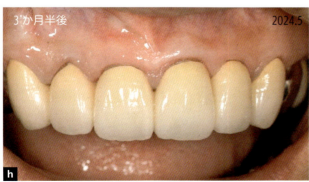

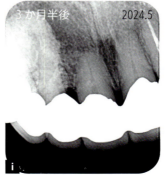

CASE 9f～i 術後経過．

non-incised papillae surgical approach (NIPSA)

　根尖側に水平の1本の切開を加え，歯冠側方向に弁を離断することで歯間乳頭を離断しないフラップ術式が，2018年にRodriguezらによって提案された[24]．この術式non-incised papillae surgical approach (NIPSA) では，骨欠損のある歯の根尖部の，健全な骨の裏打ちのあるところで，かつ，できる限り根尖の位置で水平切開を行う．この切開を近遠心方向へ拡げることで骨欠損部へのアプローチが可能となる．NIPSAでは歯槽骨頂部の軟組織を損なわず軟組織の減少を防ぎ，血餅の安定を得やすく，かつ容易に縫合・閉鎖できることが利点として挙げられる[43]．

NIPSAとMISTの比較[25]

　RodriguezらはNIPSAとMISTを用いた再生療法を後ろ向きに調査した．結果はNIPSA，MISTともにポケット深さの減少，アタッチメントレベルの増大を得ることができたが，NIPSAは歯間乳頭部の退縮がMISTに比べて有意に少なかったことが報告されている．

　また彼らは，NIPSAとMISTの創傷部の閉鎖(wound closure〔WC〕)を評価して，切開線の完全な閉鎖をWC 2，切開領域にフィブリン塊がある不完全な閉鎖をWC 1，歯間部領域における境界と再生バイオマテリアルの露出がある不完全な閉鎖をWC 0として分類した．その結果，MISTではWC 2が6例，WC 1が4例，WC 0が5例であったのに対し，NIPSAではWC 2が11例，WC 1が4例，WC 0が0というものであった．すなわち，切開線の完全閉鎖WC 2がMISTで40%であるのに対しNIPSAでは73%とより有利に起こることが示された．NIPSAは歯間乳頭の保存に有利にはたらくだけでなく，歯冠側方向への移動や結合組織移植の併用により，より審美的な結果と骨再生をもたらすことが期待されている(**FIG 13**)．

NIPSAの応用①
結合組織移植を併用したNIPSA[26]
歯肉退縮の抑制

　NIPSAの臨床応用により，良好な骨再生と歯肉退縮の最小化が得られたものの，依然として骨縁上の軟組

Rodríguezによって提唱されたNIPSAの術式

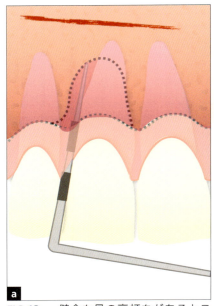

FIG 13a 健全な骨の裏打ちがあるところでの可動粘膜部の水平切開．

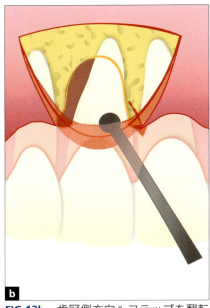

FIG 13b 歯冠側方向へフラップを翻転し，歯間乳頭部骨欠損の肉芽組織を除去する．

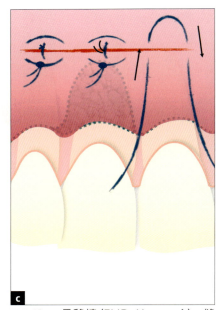

FIG 13c 骨移植 (EMD+Xenograft)．縫合(水平マットレス縫合+単純縫合)する．

織の退縮は引き起こされた．2019年にRodriguezらはNIPSAの改良法として結合組織移植を併用したNIPSAを報告した[26]（**FIG 14**）．

この術式の大きな違いは，NIPSAにより根尖側からトンネル状に挙上したフラップにおいて，骨欠損に生体材料を填入する前に，歯間乳頭部分の歯肉を歯冠側方向に押し込むことである．根面処理（EDTA）後，EMDを塗布し，骨移植（Bio-Oss）が行われた．口蓋側から採取された遊離歯肉移植片の上皮を切除して，結合組織移植片として用いた．そして，この移植片を歯間乳頭の口蓋側内側に2本の垂直マットレス縫合にて固定する，または患歯に対して懸垂縫合した．その後，根尖部の水平切開を縫合・閉鎖した．

12か月後に平均5.25±0.5mmのポケット深さの減少，平均5.75±1.25mmのCALの増加を認めた．歯肉退縮の平均は0.75±0.5mmと非常に小さく，また歯間乳頭頂の歯冠側への移動は0.75±0.5mmであったことから，審美的に非常に良好な結果が得られていることがわかる．

本術式では，結合組織移植は歯肉退縮の抑制，根面被覆の促進，移植片が壁として機能することで，創傷部の安定性を高め，上皮の根尖側移動の抑制効果の役割を果たしているのではないかと考察されている．

歯冠側からと根尖側からのそれぞれのフラップにするアプローチの比較では，骨吸収の観点からは根尖側から

結合組織移植を併用した NIPSA

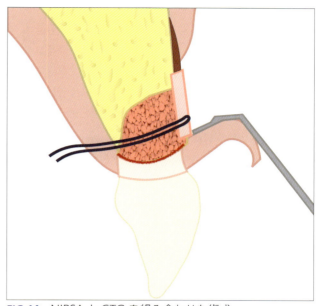

FIG 14 NIPSAとCTGを組み合わせた術式．
■微少動揺を防ぐことで，創傷部の安定と，創部の保護と，血餅の安定が得られるのではないか．
■細胞の排除でGTRと同じように上皮のダウングロースを防ぐのではないか．
■軟組織の質と量が改善されるかもしれない．
■骨移植によってCTG移植片が陥没するのを防ぐのかもしれない．

のアプローチのほうが有利であることが示されている（**TABLE 3**）．

TABLE 3 術後の骨吸収の観点からは，根尖側からのアプローチのほうが有利．

	COR (coronal surgical approach) 歯冠側から粘膜骨膜を切離するアプローチ	AP (apical approach) 根尖部で粘膜骨膜を切開し，弁を歯冠側方向に分離するアプローチ
N（骨損失のないセクション〔正常〕）	54	87
V1（頬側または舌側の1つの骨壁で垂直方向の骨損失をともなうセクション．歯槽骨の高さは影響を受けてない）	15	8
V2（頬側壁と舌側壁の両方で垂直方向の骨損失をともなうセクション）	5	5
H1（頬側または舌側の1つの骨壁内で歯槽骨の高さが減少したセクション）	18	0
H2（頬側歯槽板と舌側歯槽板の両方の高さが失われたセクション）	8	0
total sections	44(100%)	42(100%)

骨縁上付着の増加[27]

Rodriguezらはさらに，歯周組織再生療法において大きな課題の1つでもある，骨縁上欠損（FIG 15）に対しても結合組織移植を併用したNIPSAが有効であることを報告している[27]．進行した歯周病罹患歯において，深い歯周ポケットと同様に術者の治療のターゲットとなるのは骨縁下欠損である．一方で，骨縁上欠損は骨縁下欠損よりもむしろ多く生じているにもかかわらず，治療は困難であり，長年の課題となっている．

Rodriguezらは，骨縁上欠損と骨縁下欠損が併存する症例に対してNIPSAを用いた再生療法を適用して骨縁上アタッチメントゲイン（supra-alveolar attachment gain：以下，SUPRA-AG）が得られたことを報告している．従来，歯周組織再生療法においては，骨移植材の填入は既存の骨レベルまで行うのが基本となっている．すなわち，骨内欠損において骨の囲みの範囲内で骨移植材の填入を行うことは，血流の観点から，あるいは骨細胞の供給の観点から，そして創傷部の安定の観点から望ましいと考えられている．既存の骨レベルを超えて骨移植材を填入することはいわば「チャレンジング」な治療行為で，事実上歯の周りにいわばGBRを行うようなイメージと捉えられる．このため，このチャレンジはしばしば不具合な結果を招き，場合によっては最初の状態よりもさらに悪化する危険性を孕んでいることに注意しなければならない．骨縁上アタッチメントゲインの概念はSUPRA-AGの値がプラスであることで示される．すなわち，術中のBC-CEJ（術前骨頂－CEJの距離）から，術後のCALを差し引いた値がプラスであることが必要となる（FIG 16）．

わかりやすく述べるなら，たとえ骨移植を行なって，見た目上の骨再生が得られたとしても，そこにプローブが入っていけばSUPRA-AGは得られていないということである．Rodriguezらの臨床結果は，SUPRA-AGはプラスの値を示していた．この結果は，骨縁下欠損の消失と，骨縁上欠損の部分的な改善が得られたことを示している．そしてまた，この結果はとくに審美性を要求される領域で骨縁下欠損と骨縁上欠損が併存した症例において有効で，技術的な困難さはあるものの，今後有望な術式であると期待される（FIG 15）．

骨縁上付着の増加

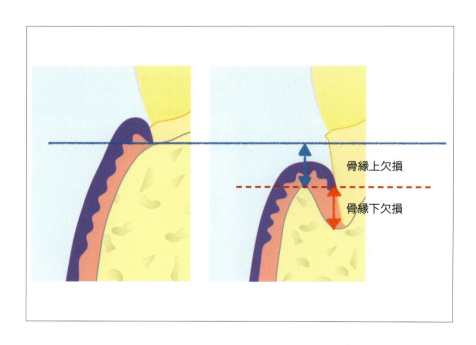

FIG 15　骨縁上欠損と骨縁下欠損．

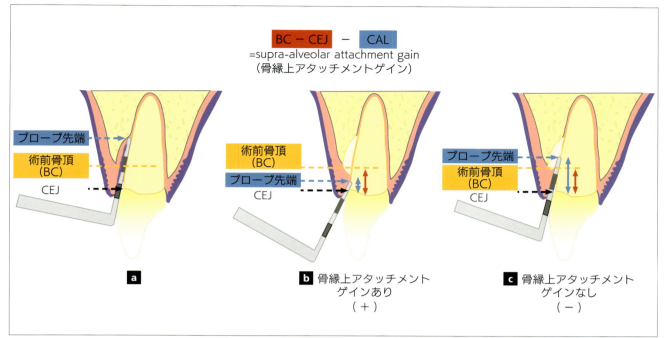

FIG 16 supra-alveolar attachment gain（骨縁上アタッチメントゲイン）concept.
【BC〜CEJ】−【CAL】=【supra-alveolar attachment gain】

NIPSA の応用②
複数の縦切開を加える Ogawa の改良 NIPSA

このように NIPSA は，審美的に良好な結果をもたらし，切開線の確実な閉鎖を得ることのできる優れた術式である．しかしながら，他の歯間乳頭を切離しない EPPT や M-VISTA に比べると，上方への血流を遮断する水平切開を用いていることは，熟練していない術者にとって弁の壊死のリスクを背負っているものと考えられる．また，唇側根尖部における水平方向の切開は，しばしば除去困難な瘢痕を生じさせることがあるので，注意しなければならない．近年，さらなる審美的な改善と骨の再生を得るために改良された NIPSA の術式が Ogawa らによって報告された[28]．

Ogawa らは，NIPSA のオリジナルの術式では垂直的な歯周組織の再生量にはばらつきがあることや，歯冠側方向への再生，すなわち SUPRA-AG には限界があることから NIPSA の術式を改良した．

この改良型の術式では，頬側における水平方向の切開に加えて，口蓋側に歯間乳頭を避けた複数の縦切開を加えることが革新的であった．さらに，欠損に応じて水平方向の切開の幅を拡げることや，歯冠側方向にフラップを持ち上げて固定し，CTG と再生材料を適用することでさらに効果を高め，劇的な審美的な改善と骨再生を獲得した．また，生理活性物質として FGF-2 を用いたことも，この劇的な治療結果のプラスの要因となっている．FGF-2 の適応は術後の腫脹や疼痛を引き起こすこともあるものの，創部の血管新生にすぐれており，縫合部の一次閉鎖の確率を高め，引き上げられた歯間乳頭部の壊死のリスクの軽減に役立つものと推測される（CASE 10）．

CHAPTER 4　最新のフラップデザイン

NIPSAの応用②　改良NIPSAを応用して行なった症例

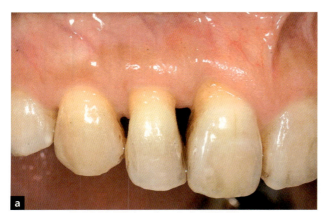

CASE 10a　術前の口腔内写真．歯肉退縮が著しい．

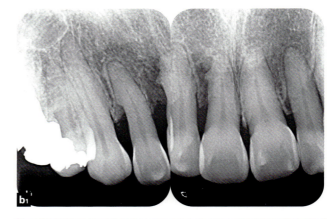

CASE 10b₁　術前のデンタルエックス線写真．1|遠心に根尖に及ぶ深い骨吸収を認める．
CASE 10b₂　術前のポケット深さと動揺度を示す．出血部位を赤数字で示す．

動揺					M 2			M 2			M 1	
排膿												
Bu	3	2	3	8	4	4	11	5	2	3	2	2
	3	2	3	6	3	3	9	3	2	2	2	2
		3			2			1				1	
P	2	2	3	6	4	4	9	3	3	3	2	3
	3	2	3	7	5	5	10	3	3	4	3	3
排膿												

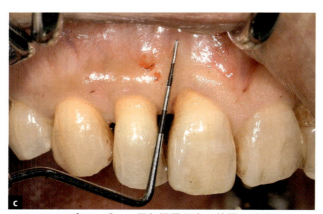

CASE 10c　プローブにて骨欠損最下点の位置を確認する．

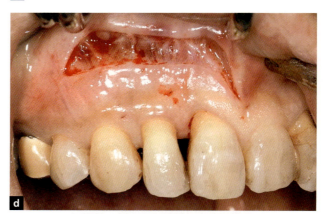

CASE 10d　切開線．緩やかな弧状の水平切開とした．

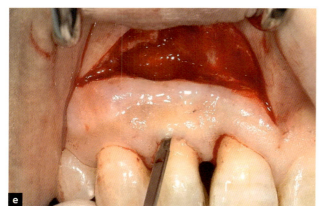

CASE 10e　歯冠側に向かって弁を剥離した．

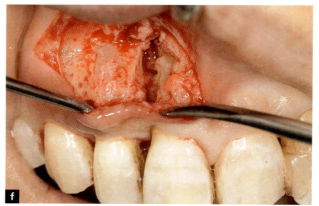

CASE 10f　骨欠損が明示された．

CHAPTER 4 最新のフラップデザイン

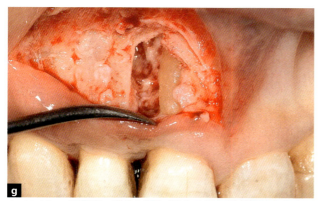
CASE 10g 掻爬後．根尖付近に達する骨欠損が認められた．

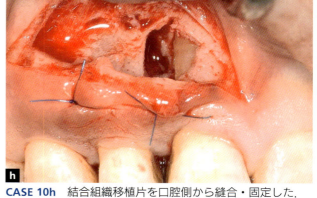
CASE 10h 結合組織移植片を口腔側から縫合・固定した．

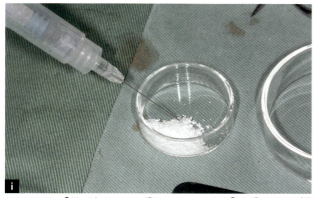
CASE 10i 「サイトランスグラニュール」を「リグロス」に浸透させて使用．

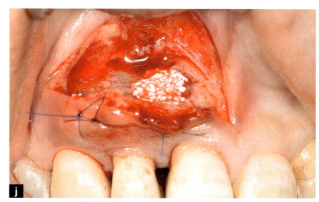
CASE 10j 骨移植材を塡入後．

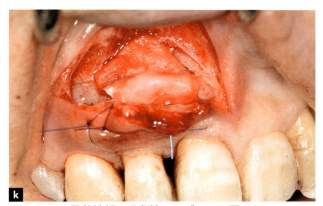
CASE 10k 骨移植部を吸収性メンブレンで覆った．

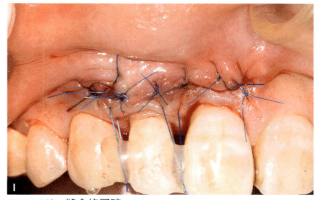
CASE 10l 縫合終了時．

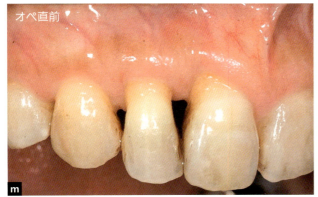
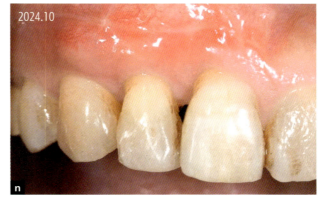
CASE 10m, n 術前・術後の比較．術後は歯肉退縮の改善が得られている．

161

CHAPTER 4 最新のフラップデザイン

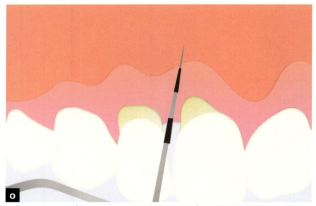

CASE 10o　プローブにて骨欠損最下点の位置を確認する．

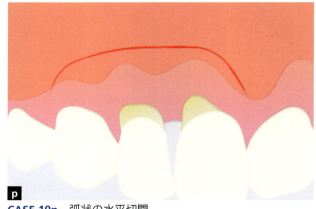

CASE 10p　弧状の水平切開．

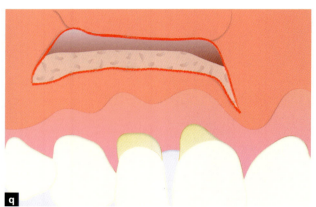

CASE 10q　歯冠側に向かって弁を剥離したところ．

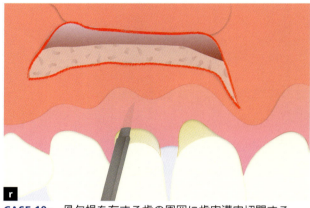

CASE 10r　骨欠損を有する歯の周囲に歯肉溝内切開する．

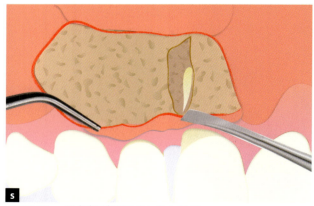

CASE 10s　骨欠損が明示されたところ．

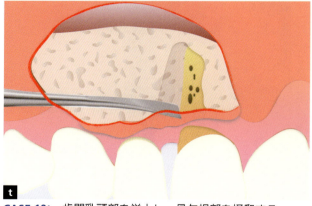

CASE 10t　歯間乳頭部を挙上し，骨欠損部を掻爬する．

CHAPTER 4 最新のフラップデザイン

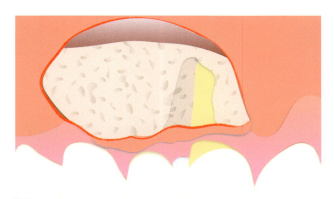

u
CASE 10u 歯根面の SRP を行う．

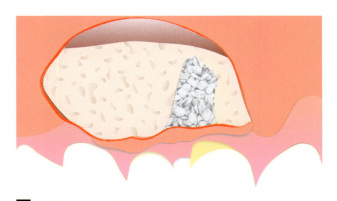

v
CASE 10v 生理活性物質を適用し，骨移植を行う．

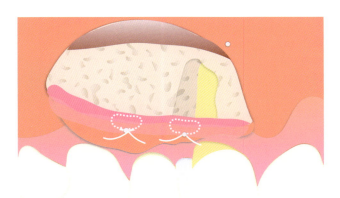

w
CASE 10w 結合組織移植片を縫合・固定する．

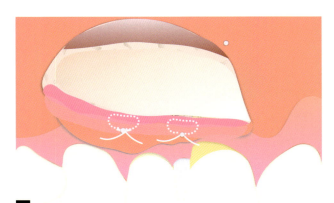

x
CASE 10x メンブレンを設置する．

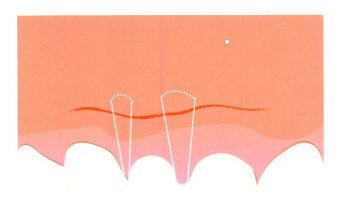

y
CASE 10y 歯冠側へ引き上げて縫合・固定する．

163

CHAPTER 4　最新のフラップデザイン

EPPT，VISTA，NIPSA の特徴と使い分け[29, 30]

限局した骨欠損

　歯間乳頭付近での骨欠損に対して血液の灌流の観点から，歯間乳頭部の高さや形態の維持の観点から，歯間乳頭部に切開を加えて頬舌側に分離することのないEPPT，VISTA，NIPSA の術式は，近年非常に注目されている術式である．これらはいずれも限局した骨欠損に対する術式であることに注意しなければならない．また，いずれも骨欠損が頬側・歯間部にとどまらず，口蓋側（舌側）に回り込んでいる状況下では基本的に適応されない術式である．

EPPT の適応例・非適応例

　審美領域において歯肉レベルの低下がみられる症例，あるいは部分的な歯根露出が認められる症例では，EPPT の適応は避ける必要がある．頬舌にまたがる近心あるいは遠心のみの欠損で，頬舌にそれぞれ EPPT を行うことでアプローチが可能となる．また，複数の骨欠損に対する EPPT の適応は，審美的には不利な状況を生じさせるおそれがあることにも，留意する必要がある．

　しかしながら，もっとも縫合操作がシンプルで簡単なのは EPPT である（前述130ページ参照）．歯間乳頭部直下へのトンネルアクセスが適切に行えたならば，EPPT は比較的容易な術式である．EPPT の術式では，骨移植材を用いなくても良好な骨の再生を得ることができることを Aslan は報告している．また EPPT は，骨膜減張切開を加えた歯冠側移動術を併用する改良型の術式など，まだ発展してゆく可能性を有した術式であると感じる．

NIPSA と M-VISTA の適応例・非適応例——2～3 歯にわたる骨欠損に対応できるNIPSA

　一方で，NIPSA（156ページ参照）は，2～3 歯にわたる骨欠損にも対応可能である．

　しかしながら，頬側の水平切開の位置と広さに注意しなければ，頬側の弁が壊死・裂開した場合は，かえって審美性を損なう結果になってしまう．

　NIPSA も M-VISTA（148ページ参照）も歯冠側移動を容易にするための歯肉溝内切開や，Ogawa らの用いた口蓋側の縦切開で，可動性を向上させることができる．この結果，骨縁下欠損のみならず骨縁上欠損に対する改善も可能となっていることに注目したい．十分に得られた歯冠側移動と結合組織移植を併用することで，歯根露出の改善を含めた審美性の改善を期待することができる．

　今後，NIPSA と M-VISTA は，薄いフェノタイプで，水平的なアタッチメントレベルの低下がみられる，限局的な骨欠損症例に対して応用されることが期待される．

　NIPSA でも M-VISTA でも，弁を歯冠側移動させる場合は角化歯肉が減少するため，角化歯肉の幅が 2 mm以下の症例には適応が推奨されない（**TABLE 4**）．

CHAPTER 4　最新のフラップデザイン

EPPT, NIPSA, M-VISTA の適応

TABLE 4　歯間乳頭を切り離さない 3 種類のフラップデザインの比較．＊参考文献29より引用・改変

	EPPT	NIPSA	M-VISTA
切開線の位置	・隣接する歯間乳頭部での**縦切開** ・引き続く歯肉溝内切開	・骨欠損の最根尖から可及的に根尖方向にずらした位置での水平切開	・**隣接歯に辺縁歯肉に達しない 2 本の短い縦切開を行う** ・必要に応じて縦切開の数を増やすことは可能
切開の詳細	・**オリジナルは MGJ を超えない** ・MGJ を少し超える程度の切開が現実的	・切開は，できるだけ根尖寄りで，**必ず皮質骨上**に行う	・再生には創部の安定が不可欠のため，上唇小帯の位置は切開に不向き ・切開は MGJ を超えて行う
フラップのパターン	**オープンフラップ** ・骨欠損がある歯間乳頭部は，トンネル状 ・辺縁歯肉は挙上する	**オープンフラップ** ・辺縁歯肉 2 〜 3 mm は原則そのまま ・改良型では辺縁歯肉，歯間乳頭を含めて歯冠側移動が可能	**トンネルフラップ** ・骨欠損部には辺縁歯肉ならびに縦切開部からのトンネルフラップからアクセス
骨膜との関係	・骨膜下／全層弁	・骨膜下／全層弁	・骨膜下／全層弁
適応症	・舌側に及ばない歯間部の限局した骨内欠損 ・前歯部，臼歯部（審美領域では適応注意）	・舌側に及ばない歯間部の限局した骨内欠損 ・前歯部，臼歯部	・舌側に及ばない歯間部の限局した骨内欠損 ・**前歯の審美領域**
硬組織または軟組織の移植	・エナメルマトリックスデリバティブ（EMD） ・硬組織（Bio-Oss など），軟組織の移植は，あり・なしいずれも可	・エナメルマトリックスデリバティブ（EMD） ・硬組織（Bio-Oss など），軟組織の移植は，あり・なしいずれも可	・エナメルマトリックスデリバティブ（EMD） ・硬組織（DFDBA など），軟組織の移植は，あり・なしいずれも可
フラップの復位	・**元の位置に戻す**	・**元の位置に戻す** （当該歯周囲360°に歯肉溝内切開を加えることで挙上可能）	・**CEJ よりも 2 mm 以上歯冠側へ移動**
縫合	・単純（断続縫合）	・水平マットレス縫合 ・単純（断続）縫合 ・2 重懸垂縫合（ダブルスリングスーチャー）	・改良水平マットレスアンカー縫合 ・単純（断続）縫合
特徴と問題点	・もっともシンプルな術式 ・早期の 1 次閉鎖 ・歯肉退縮をほとんど起こさずに，ポケット深さの減少，CAL の増加を得ることができる ・**縦切開**による瘢痕に注意 ・脆弱な歯間乳頭が引き裂かれるおそれのある狭い歯間部では，推奨されない	・水平切開による**血流の障害**に注意 ・術野は比較的見やすい ・歯肉退縮をほとんど起こさずに，ポケット深さの減少，CAL の増加を得ることができる ・適応次第で退縮した歯間乳頭の改善が可能	・血流の点で有利 ・角化歯肉幅が 2 mm 以上ないと適応できない ・骨欠損部の明視が難しい ・歯肉退縮をほとんど起こさずに，ポケット深さの減少，CAL の増加を得ることができる ・適応次第で退縮した歯間乳頭の改善が可能

165

結合組織移植を併用した再生療法

combination therapy（併用療法）とは，いくつかの治療術式，材料，コンセプトを組み合わせた治療方法を指す．これらの組み合わせによって副次的なプラスの効果を期待するものである．生理活性物質と骨移植材の組み合わせ，メンブレンと骨移植材との組み合わせ，再生療法と切除療法との組み合わせなど，さまざまな組み合わせの治療が日々行われている．

近年，結合組織移植を歯周組織再生療法に組み合わせた術式が盛んに行われるようになってきた．インプラント治療においても従来審美的な観点から，そして清掃性を高める観点から，2次外科手術において軟組織の移植が行われてきた．インプラント周囲に角化粘膜が必要か否かについて，過去数年にわたり賛否両論の意見が交わされてきた．

インプラント周囲の軟組織移植

近年，インプラント周囲炎を防ぐ目的，あるいはインプラント周囲の骨吸収を防ぐ目的で，軟組織の移植の必要性が叫ばれている．歯肉退縮を防ぐ，粘膜のボリュームを維持し，審美的な軟組織の形態を獲得するのみならず，粘膜の厚みが周囲骨の維持に影響を与えることがわかってきた．2.99mmの粘膜の厚みが周囲骨の維持安定に必要と考えられている．また，清掃を容易にするために最低2mmの角化粘膜の幅が必要であるとされている．抜歯即時埋入インプラントにおいて，術後の歯肉退縮の予防，骨の維持安定，フェノタイプの改善の目的で，しばしば抜歯即時埋入と同時に結合組織移植が行われる．また，2次外科手術においても，角化歯肉の厚み・幅の確保，口腔前庭の拡張を行うことで，審美性を向上し，骨の維持・安定，清掃性を高めることを目的として，軟組織の移植がしばしば行われる．

歯周組織再生療法と結合組織移植

近年，歯周組織再生療法においても，結合組織移植を併用する術式が盛んに用いられている．結合組織移植片を用いる利点として，
①結合組織移植片が壁となり，血餅の維持安定につなが

結合組織移植片をメンブレンのように

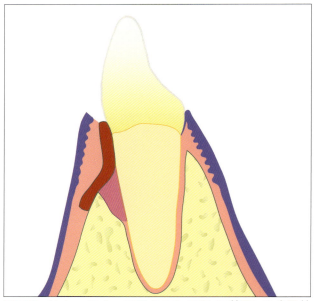

FIG 17 Nelsonによって示されたCTGを利用した歯周外科．＊参考文献31より引用・改変

る．
②血餅ならびに骨移植材の填入後の形態の保持に役立つ．
③歯肉の厚みの改善により歯肉退縮の抑制が期待できる．
④術後の上皮のダウングロースの抑制が期待できる．
⑤露出した根面の根面被覆が期待できる．
ことなどが挙げられる．

①結合組織移植片をメンブレンのように

結合組織移植片をメンブレンのように，骨欠損の上に設置する方法は，2001年にNelsonによって報告された（**FIG 17**）[31]．Nelsonは台形状の全層弁を剥離・翻転した後に，骨縁下欠損部分を覆うかたちで，結合組織移植片を設置し，近遠心に縫合を行った．骨膜減張切開により弁を歯冠側移動し，縫合した．2症例を行い，8か月後にそれぞれ4mm，3mmのアタッチメントレベルの増加を認めた．

自己の組織である結合組織移植片を用いたことは，人工物である合成のメンブレンと比較して，露出による感染のリスクがなく，弁の閉鎖も容易に得られることがメリットで，骨移植部の維持・安定にもすぐれている．しかしながら，一方で，ドナーサイトに新たな傷を加えることや，上皮のダウングロースの抑制効果に疑問があること，移植片の固定がなされていないため，骨移植され

CHAPTER 4 最新のフラップデザイン

Nelsonによって報告された結合組織移植片をメンブレンのように，骨欠損の上に設置する方法

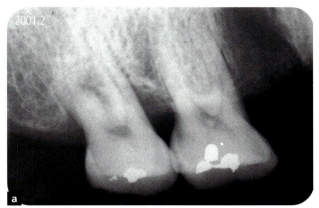

CASE 11a 初診時57歳の男性．上顎右側臼歯の痛みを主訴として来院．7┘周囲に進行した骨欠損を認めた．

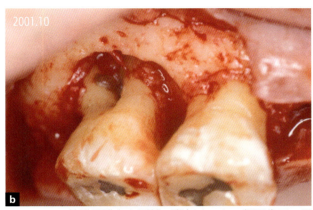

CASE 11b 粘膜骨膜弁を剥離・翻転すると，縁下歯石，骨欠損が見られた．

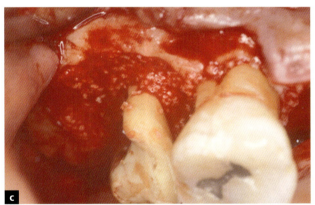

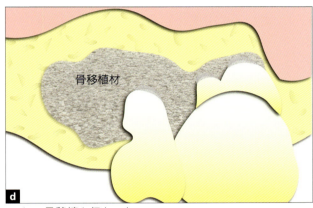

CASE 11c, d デブライドメントし，遠心頬側根をルートリセクションし，骨移植を行なった．

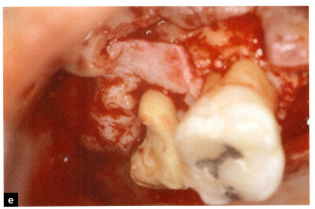

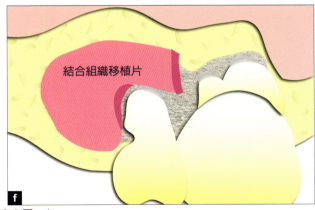

CASE 11e, f 填入した骨移植材の上に結合組織移植片を乗せて安定を図った．

た骨欠損部の形態の維持と支持に乏しいこと，遮断効果が限定的であることなどが欠点であった（**CASE 11**）．

② **結合組織移植片を壁に── CTG wall technique**

2014年にZucchelliは，骨壁の乏しい症例に対して脱上皮化した結合組織移植片を壁として利用し，骨欠損の改善と根面露出の改善を同時に行う connective tissue graft wall technique（以下，CTG wall technique）の術式を提案した．

167

CHAPTER 4　最新のフラップデザイン

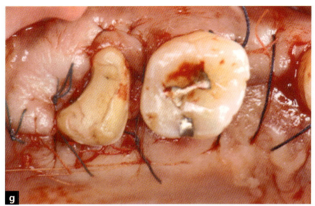
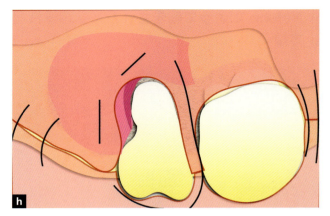
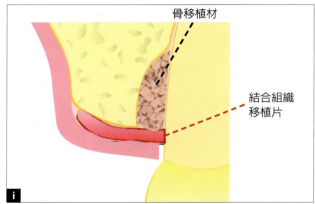

CASE 11g, h, i　結合組織移植片の上に弁を被せて，極力デッドスペースが生じないように注意しながら，縫合した．

骨移植材
結合組織移植片

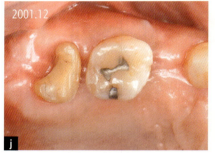

CASE 11j　良好に創傷部は閉鎖した．骨移植材の溢出はほとんどない．

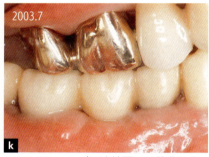

CASE 11k　7 6|は連結冠にて修復した．

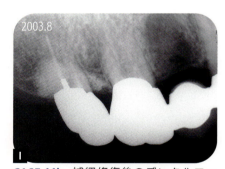

CASE 11l　補綴修復後のデンタルエックス線写真．骨頂部のラインが明瞭化してきている．

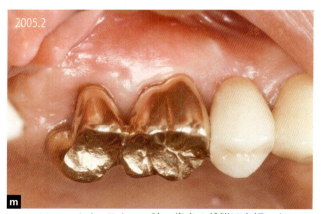

CASE 11m　メインテナンス時，歯肉の状態は良好である．

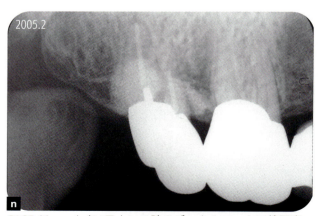

CASE 11n　メインテナンス時のデンタルエックス線写真．骨頂部の骨のラインは明瞭化している．

結合組織移植を併用した再生療法①
CTG wall technique

CTG wall technique

　Zucchelli の CTG wall technique の術式[32]は，彼の考案した根面被覆術を改良し，骨欠損を有する歯間部で口蓋側から切開を行い，頬側では根面被覆の術式と同様のフラップを形成するものであった．使用する移植片は，従来一般的に行われてきた上顎小臼歯部ではなく，大臼歯部から上皮付きの遊離歯肉移植片として採取し，口腔外でメスを用いて上皮を切除し結合組織移植片とした．この線維質に富んだ高品質の移植片は，薄くても形を維持するに必要な強度があり，良質な移植片となった．また，根面被覆において移植片はある程度の厚みが必要と考えられてきたが，Zucchelli は，移植片は頬側弁の維持のためのもので，最小限の厚みで十分で，厚い移植片は血流の観点から灌流を妨げるリスクがあることから，よくないと考えた．

　また，歯冠側移動のための骨膜減張切開においても，外層と内層のそれぞれに分けて減張切開を行い，付着した筋線維を排除することで，根尖側に引き戻そうとする後戻りの牽引力を解除し，より確実な歯冠側移動を得ることができ，根面被覆術において成果をあげてきた．

　また，骨膜を残した部分層弁を形成することで，採取した移植片の縫合・固定を容易にすることができた．

　遊離歯肉として採取した移植片を脱上皮化して用いる手法は画期的で，脂肪組織の少ない結合組織移植片は骨膜に縫合・固定することで，頬側骨の代用として用いることができた．

改良型 CTG wall technique

　この結合組織移植片を骨移植材の保持，血餅の保持に利用する術式を Zucchelli は，改良型 CTG wall technique として提案した．強固に縫合・固定された結合組織移植片は喪失した頬側骨壁の代用となり，骨欠損部を保護し，軟組織の侵入を防ぐバリアとなると同時に，結合組織移植片により創傷部の安定性が向上する．また，術後の歯肉退縮は最小化された．この改良型 CTG wall technique により歯肉退縮と骨欠損の双方の改善を得ることができるようになった[33〜35]．

　改良型 CTG wall technique が適用された2症例において，それぞれ1年後に9 mm，6 mm のアタッチメントレベルの増加が得られ，欠損部が骨で満たされるとともに，根面被覆が得られたと報告している．

　Zucchelli が考案した上皮化した緻密な結合組織移植片は，適度な弾性と靱性があり，操作性にすぐれ，メンブレンの代替として，あるいは軟組織の壁として使用するに適した機械的な性質を有する．また，移植片を重ね合わせて縫合し，2枚重ねとすることで厚みを増すことができるなどの応用もできる．この改良型 CTG wall technique では，骨欠損部がトンネルアプローチとはならずに，明視化で確実なデブライドメント，根面の

改良型 CTG wall technique

FIG 18 改良型 CTG wall technique のイメージ．
①口蓋にベベル切開（部分層→全層）．
②骨欠損歯間部に水平方向の切開．
③歯間部の軟組織（歯肉）を頬側へ押し出す．
④ Zucchelli による根面被覆の術式同様に，脱上皮する歯間乳頭を残して，頬側弁を剝離．
⑤部分層弁の形成．
⑥オーバーラップする歯間乳頭部の上皮を切離．
⑦デブライドメント．
⑧ SRP．⑨ EDTA．⑩ EMD．
⑪結合組織移植片の固定（吸収性縫合糸）．
⑫骨移植（必要に応じて）．
⑬歯冠側移動，縫合（懸垂縫合，単純縫合）．

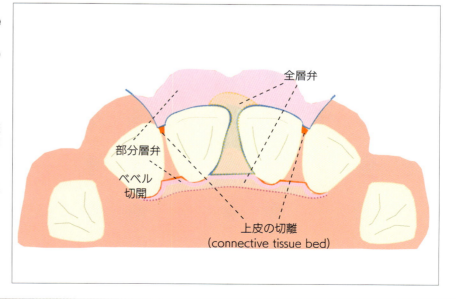

CHAPTER 4　最新のフラップデザイン

CTG Wall Technique を準用した再生療法

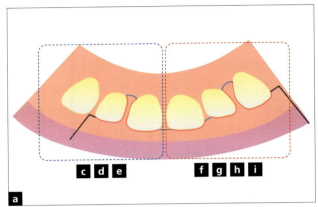

CASE 12a　切開線を示すシェーマ.

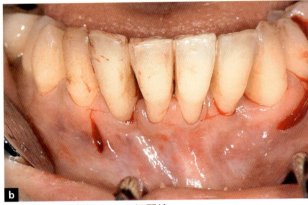

CASE 12b　唇側からみた切開線.

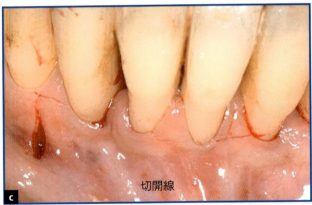

CASE 12c　下顎右側骨欠損へのアプローチ. 唇側面での切開線.

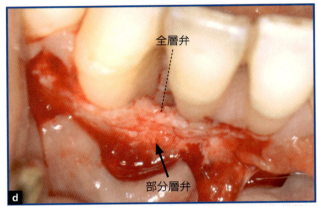

CASE 12d　全層弁 - 部分層弁で弁が剥離され, 骨欠損部の掻爬が終了した.

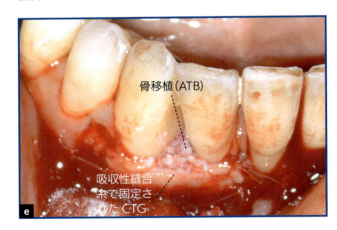

CASE 12e　EDTA による根面処理, EMD の塗布の後に, 結合組織移植片を骨膜に縫合・固定し, auto tooth bone (以下, ATB) による骨移植を行なった.

　SRP が行えること, CTG の移植片を骨膜に強固に縫合・固定することで, 安定した, マイクロムーブメントの少ない再生の場を獲得することができる. また, 頬側の弁は, 根面被覆における歯冠側移動術の技術が応用できるため, 取り組みやすいことが挙げられる. しかしながら, 一方で骨膜への移植片の縫合・固定には技術を要することや, 口蓋側での閉鎖を確実に行わなければ, 歯間乳頭の陥没を招くおそれがあることに注意しなければならない (FIG 18, CASE 12, 13).

170

CHAPTER 4　最新のフラップデザイン

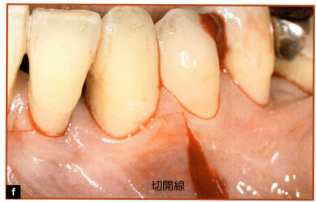

CASE 12f　下顎左側骨欠損へのアプローチ．唇側面での切開線．

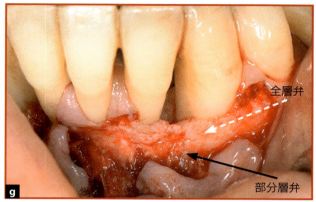

CASE 12g　全層弁-部分層弁で弁が剥離され，骨欠損部の掻爬が終了した．

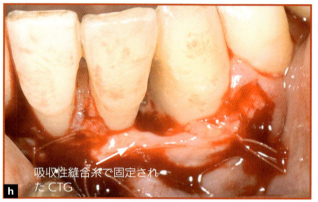

CASE 12h　EDTAによる根面処理，EMDの塗布の後に，結合組織移植片を骨膜に縫合・固定した．

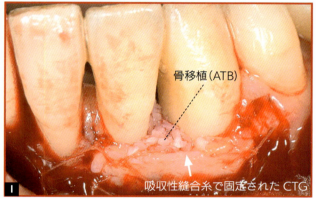

CASE 12i　骨移植（ATB）を行なった．

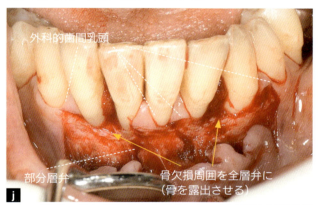

CASE 12j, k　骨欠損周囲を全層弁にし，その下方は部分層弁にする．

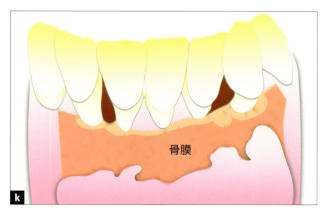

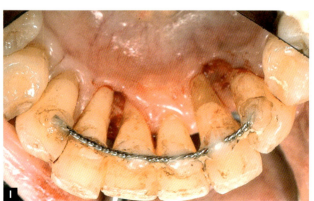

CASE 12l　舌側からみた切開線．

171

CHAPTER 4　最新のフラップデザイン

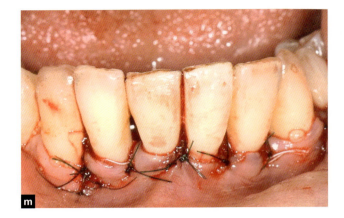

CASE 12m　弁は歯冠側に引き上げられて縫合された．

術式を示すシェーマ

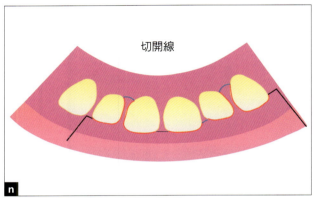

CASE 12n　切開線．

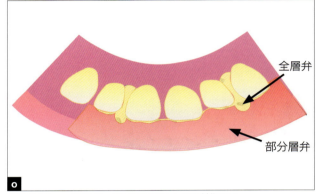

CASE 12o　全層弁 - 部分層弁により剥離する．

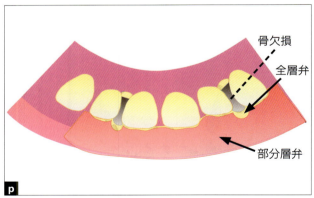

CASE 12p　骨欠損部を掻爬し，根面をSRPする．

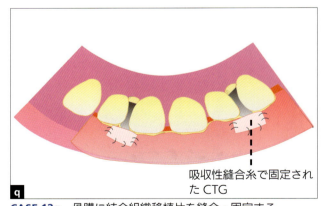

CASE 12q　骨膜に結合組織移植片を縫合・固定する．

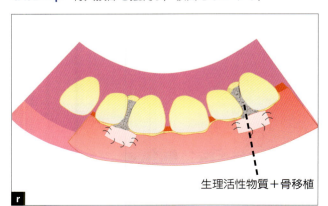

CASE 12r　根面処理，生理活性物質の塗布，骨移植を行う．

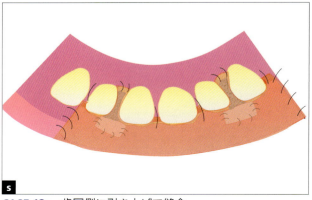

CASE 12s　歯冠側に引き上げて縫合．

CHAPTER 4 最新のフラップデザイン

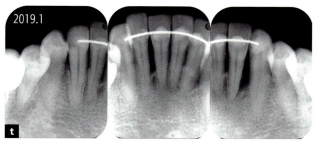

CASE 12t 術前のデンタルエックス線写真．

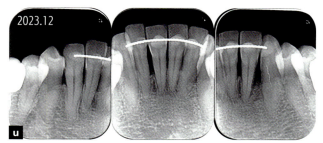

CASE 12u メインテナンス時のデンタルエックス線写真．
2̅1̅間，2̅3̅間に著しい骨の改善を認める．

結合組織移植片を骨壁の代用として用いた症例

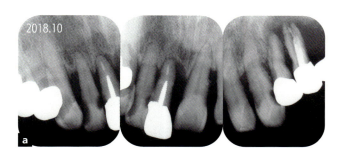

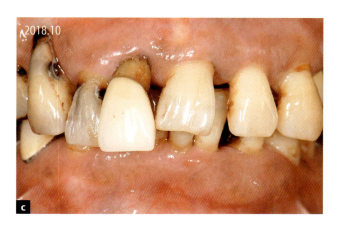

CASE 13a〜c 初診時．出血部位を赤数字で示す．著しい歯列不正と歯肉退縮．歯肉の炎症所見が認められる．

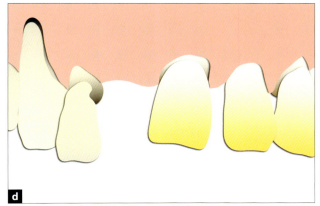

CASE 13d 1̅は動揺が著しく，抜歯となった．

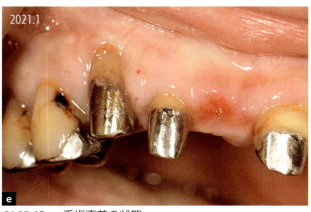

CASE 13e 手術直前の状態．

173

CHAPTER 4　最新のフラップデザイン

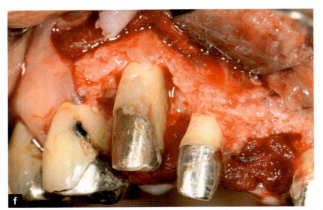
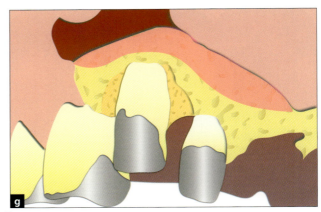

CASE 13f, g　全層弁 – 部分層弁でフラップを剥離・翻転したところ.

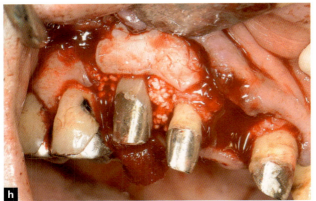
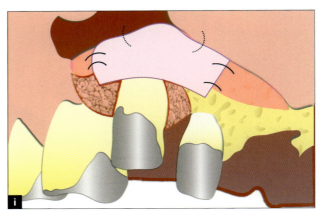

CASE 13h, i　結合組織移植片を吸収性縫合糸で骨膜に縫合・固定.

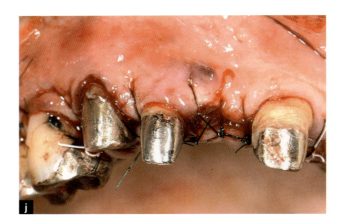

CASE 13j　弁を歯冠側に引き上げて縫合・閉鎖した.

174

CHAPTER 4　最新のフラップデザイン

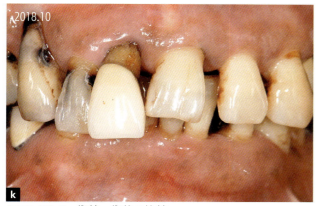
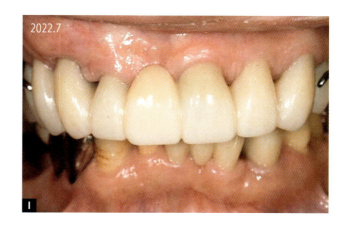

CASE 13k, l　術前・術後の比較．

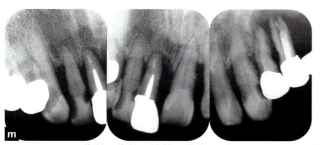
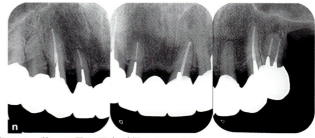

CASE 13m, n　術前・術後の比較．術後のデンタルエックス線写真では，著しい骨の再生が得られている．

結合組織移植を併用した再生療法②
結合組織移植片の採取

　結合組織移植片の採取に関しては，上顎口蓋粘膜の厚みの計測が行われてきた．上顎第一大臼歯は口蓋根がしばしば張り出しており，結果としてこの部位は非常に薄くなっていることから，ある程度以上の厚みの移植片を採取するには不向きであると考えられてきた[36, 37]．

　上顎犬歯から小臼歯までの領域が粘膜の厚い部位であることがわかっており，ここから①水平方向の1本の直線型，②縦切開を入れた三角弁型，③縦切開を2本いれたフルフラップ型の切開が適応され，また，それぞれのパターンで水平方向の直線切開を2本加える形の切開パターンが考えられ，合計6パターンの切開方法があることがLiuらによって報告された[38]．

脱上皮する遊離歯肉移植片

　しかしながら，Zucchelliは厚みよりも脂肪組織が少ないことや結合組織の線維の密度を重要視した．その結果，脂肪が少なく，線維が密である上顎第一大臼歯付近からの移植片の採取が望ましいと考えた．また，線維の質のよい結合組織移植片を効率よく採取するために，先に遊離歯肉移植片として採取した後に，メスで脱上皮する方法を考案した．この方法は現在多くの臨床医が利用する手法となっている．脱上皮については，①移植片を切り離した後にメスで脱上皮する方法と，②移植片を採取する領域において目の荒いダイヤモンドバー，レーザー，メスなどで脱上皮したのちに，移植片を採取する方法とに大きく分けられる．

　一方で上顎結節部から採取された結合組織移植片も，良質であることから，抜歯即時埋入インプラントや根面被覆に頻繁に用いられる[39]．

　Lucía García-Caballeroらは，上顎結節から採取された移植片は粘膜下層がなく，粘膜固有層の緻密な結合組織がもっとも深い層まで続くため，結合組織移植の最良の採取部位であると報告している．

　上顎第二大臼歯遠心は，幅が狭いことも多く，開口量などの制限により得られるケースは限定されるが，小範

CHAPTER 4　最新のフラップデザイン

囲での移植には今後も重宝される.

口蓋の合併症

　結合組織組織の採取と適応については，２つの事項について留意しなければならない.

　１つ目の問題は，採取する口蓋の合併症の問題である. 合併症としてとくに重要な出来事は，止血困難な出血，術後の痺れや麻痺の問題である. ２つ目の問題は，受容側の囊胞形成の問題である. 稀な疾患ではあるものの，軟組織移植後の囊胞形成の問題は以前より報告されてきた[40, 41].

囊胞と上皮の取り残し

　Evans らは軟組織の移植後に囊胞が発生した２症例について報告している[42]. １例は脱上皮した結合組織移植を用いた症例で，もう１例は遊離歯肉移植を行った症例であった. 囊胞は外科的に取り除かれたが，鑑別診断や治療方針の決定はしばしば困難になっていると Evans らは報告している.

　その他の文献でも，形成された囊胞壁の上皮が，軟組織を採取した上顎口蓋粘膜と同じ重層角化扁平上皮であったことが報告されている.

　このようなことから，とくに形成された弁の内側に移植片を挿入する際には，確実に上皮を取り除くことが必要とされる. 結合組織の移植片は，従来，口蓋側に１〜３本の切開を加えて，上皮下から移植片を切り分ける形で採取されてきたが，この Zucchelli らが提案した方法により，遊離歯肉移植片として取り出した後に脱上皮する手法が拡まることで，囊胞形成の症例が増加することが懸念される. 採取された表層の上皮，移植片辺縁部の上皮の取り残しに十分注意しなければならない.

おわりに

　軟組織を壁として用いることで安定した再生の場を提供するという考えは Rasperini によって示され，Zucchelli はさらに採取した結合組織移植片を骨膜に確実に縫合・固定することで，より強固な，安定した軟組織の壁を提供する技術を提唱した. この考えにより，骨再生の結果の向上のみならず，歯肉退縮の最小化が獲得された. また，一方で結合組織移植によるフェノタイプの改善は，術後の歯肉退縮の抑制だけでなく，再生された骨の安定につながることが期待されている. Zucchelli の術式は，歯間乳頭を切開・分離することによる術後の若干の歯肉の陥没を起こすことも考慮しなければならない.

　Zucchelli の歯間部の切開が口蓋側寄りの切開となっていることは，これらの不具合事象を減少し，審美的な障害を最小化するのに貢献していると思われる. この術式の最大の長所は，明視下で確実に軟組織による再生の場が作成されることである. この軟組織による機械的な支持を得た再生の場により，EMD の塗布と血餅の貯留のみでの骨再生が期待される. また，同時に隣接歯の歯根露出の改善も可能である. インプラント治療のみならず，歯周組織再生療法において結合組織移植を併用した術式は，今後も発展していくことが期待される.

CHAPTER 4　最新のフラップデザイン

参考文献

1. Heithersay GS. Invasive cervical resorption: an analysis of potential predisposing factors. Quintessence Int. 1999 Feb;30(2):83-95.

2. 渡辺聡, 興地隆史. 歯頸部外部吸収（ECR）の外科的修復. In：北村和夫（編著）. MUST OF ENDODONTIC SURGERY（外科的歯内療法）. 東京：デンタルダイヤモンド, 2019.

3. 田中浩祐. トピックから紐解く歯内療法　Vol.6 歯根吸収. 歯界展望. 2019；133(2)：304-310.

4. McLean TN, Smith BA, Morrison EC, Nasjleti CE, Caffesse RG. Vascular changes following mucoperiosteal flap surgery: a fluorescein angiography study in dogs. J Periodontol. 1995 Mar;66(3):205-10.

5. Rodriguez A, Velasquez D, Chan HL. Review of Intraoral Vasculature and Implications on Incision Designs of Periodontal and Implant Surgeries. Int J Periodontics Restorative Dent. 2023 Nov 3 ;43(6):753-761.

6. Retzepi M, Tonetti M, Donos N. Comparison of gingival blood flow during healing of simplified papilla preservation and modified Widman flap surgery: a clinical trial using laser Doppler flowmetry. J Clin Periodontol. 2007 Oct;34(10):903-11.

7. Bianchi AE, Bassetti A. Flap design for guided tissue regeneration surgery in the esthetic zone: the "whale's tail" technique. Int J Periodontics Restorative Dent. 2009 Apr;29(2):153-9.

8. Azzi R, Etienne D, Takei H, Carranza F. Bone regeneration using the pouch-and-tunnel technique. Int J Periodontics Restorative Dent. 2009 Oct;29(5):515-21.

9. Aslan S, Buduneli N, Cortellini P. Entire Papilla Preservation Technique: A Novel Surgical Approach for Regenerative Treatment of Deep and Wide Intrabony Defects. Int J Periodontics Restorative Dent. 2017 Mar/Apr;37(2):227-233.

10. Górski B, Kowalski J, Wyrębek B. Entire Papilla Preservation Technique with Enamel Matrix Proteins and Allogenic Bone Substitute for the Treatment of Isolated Intrabony Defects: A Prospective Case Series. Int J Periodontics Restorative Dent. 2023 May-Jun;43(3):387-397.

11. Mourlaas J, Cortasse B, Vigouroux F, Dagba A. The Tunnel Wall Approach and Enamel Matrix Derivative to Cover Exposed Roots and Improve Clinical Attachment Levels in Cairo Class III Defects Associated with an Intrabony Lesion in the Anterior Area: Three Cases. Int J Periodontics Restorative Dent. 2023 Jan-Feb;43(1):95-102.

12. Ogawa Y, Yoshikawa K, Ishikawa T, Saito A, Imamura K. Double-sided entire papilla preservation technique in the combination periodontal regenerative therapy: A case report. Clin Adv Periodontics. 2024 Jun;14(2):100-107.

13. Zadeh HH. Minimally invasive treatment of maxillary anterior gingival recession defects by vestibular incision subperiosteal tunnel access and platelet-derived growth factor BB. Int J Periodontics Restorative Dent. 2011 Nov-Dec;31(6):653-60.

14. Pohl S, Buljan M. VISTA Approach in Conjunction with Enamel Matrix Derivative, Corticocancellous Bone, and Connective Tissue Graft for Periodontal Defect Surgery: A Case Series. Int J Periodontics Restorative Dent. 2023 Nov 3 ;43(6):715-723.

15. Araujo M , Linder E, Lindhe J. Effect of a xenograft on early bone formation in extraction sockets: An experimental study in dog. Clin Oral Implants Res2009;20: 1 -6.

16. Brugnami F, Caiazzo A. Efficacy evaluation of a new buccal bone plate preservation technique: a pilot study. Int J Periodontics Restorative Dent. 2011 Feb;31(1):67-73.

17. Najafi B, Kheirieh P, Torabi A, Cappetta EG. Periodontal Regenerative Treatment of Intrabony Defects in the Esthetic Zone Using Modified Vestibular Incision Subperiosteal Tunnel Access (M-VISTA). Int J Periodontics Restorative Dent. 2018;38(Suppl):e 9 –e16.

18. Pohl S, Buljan M. VISTA Approach in Conjunction with Enamel Matrix Derivative, Corticocancellous Bone, and Connective Tissue Graft for Periodontal Defect Surgery: A Case Series. Int J Periodontics Restorative Dent. 2023 Nov 3 ;43(6):715-723.

19. Yen-Hua Lin, Amanda Rodriguez Betancourt, Hom-Lay Wang, Hsun-Liang Chan,Oral Frenum Composition and Clinical Implications in Bone Regeneration: A Review Int J Periodontics Restorative Dent. 2024 May 24;44(3):331-338.

20. Lin HJ, Chang SH, Chang MC, Tsai YL, Chiang CP, Chan CP, Jeng JH. Clinical fracture site, morphologic and histopathologic characteristics of cemental tear: role in endodontic lesions. J Endod. 2012 Aug;38(8):1058-62.

21. Lee AHC, Neelakantan P, Dummer PMH, Zhang C. Cemental tear: Literature review, proposed classification and recommendations for treatment. Int Endod J. 2021 Nov;54(11):2044-2073.

22. Lin HJ, Chang SH, Chang MC, Tsai YL, Chiang CP, Chan CP, Jeng JH. Clinical fracture site, morphologic and histopathologic characteristics of cemental tear: role in endodontic lesions. J Endod. 2012 Aug;38(8):1058-62.

23. Leknes KN, Lie T, Selvig KA. Cemental tear: a risk factor in periodontal attachment loss. J Periodontol. 1996 Jun;67(6):583-8.

24. Moreno Rodriguez JA, Caffesse RG. Nonincised Papillae Surgical Approach (NIPSA) in Periodontal Regeneration: Preliminary Results of a Case Series. Int J Periodontics Restorative Dent. 2018;38(Suppl):s105-s111.

25. Moreno Rodríguez JA, Ortiz Ruiz AJ, Caffesse RG. Periodontal reconstructive surgery of deep intraosseous defects using an apical approach. Non-incised papillae surgical approach (NIPSA): A retrospective cohort study. J Periodontol. 2019 May;90(5):454-464.

26. Moreno Rodríguez JA, Ortiz Ruiz AJ, Zamora GP, Pecci-Lloret M, Caffesse RG. Connective Tissue Grafts with Nonincised Papillae Surgical Approach for Periodontal Reconstruction in Noncontained Defects. Int J Periodontics Restorative Dent. 2019 Nov/Dec;39(6):781-787.

27. Moreno Rodríguez JA, Ortiz Ruiz AJ, Caffesse RG. Supra-alveolar attachment gain in the treatment of combined intra-suprabony periodontal defects by non-incised papillae surgical approach. J Clin Periodontol. 2019 Sep;46(9):927-936.

28. Ogawa Y, Maekawa S, Imamura K, Ishikawa T. Supra-Alveolar Periodontal Tissue Reconstruction in a Case with Severe Periodontitis: Case Report with a 2 -Year Follow-up. Int J Periodontics Restorative Dent. 2023 Mar, Apr;43(2):212-221.

29. Pei X. New surgery approaches preserving entire papilla to treat isolated interdental intrabony defects: A narrative review. Clin Exp Dent Res. 2021 Oct; 7 (5):719-725.

30. Khabadze Z. , Inozemtseva K. , Shirokova D. , Zakharova A. , Magomedov O. , Kulikova A. , Bakaev Y. , Gadzhiev F. , Mariya K. Periodontal Regeneration: Comparison Analysis of Surgical Techniques. J Int Dent Med Res 2024; 17(2): 874-880.

31. Nelson SW. Subperiosteal connective tissue grafts for pocket reduction and preservation of gingival esthetics: a case report. J Periodontol. 2001 Aug;72(8):1092-9.

32. Zucchelli G, De Sanctis M. A novel approach to minimizing gingival recession in the treatment of vertical bony defects. J Periodontol. 2008 Mar;79(3):567-74.

33. Zucchelli G, Mounssif I, Marzadori M, Mazzotti C, Felice P, Stefanini M. Connective Tissue Graft Wall Technique and Enamel Matrix Derivative for the Treatment of Infrabony Defects: Case Reports. Int J Periodontics Restorative Dent. 2017 Sep/Oct;37(5):673-681.

34. Zucchelli G, Mounssif I, Marzadori M, Mazzotti C, Felice P, Stefanini M. Connective Tissue Graft Wall Technique and Enamel Matrix Derivative for the Treatment of Infrabony Defects: Case Reports. Int J Periodontics Restorative Dent. 2017 Sep/Oct;37(5):673-681.

35. Zucchelli G, Mazzotti C, Tirone F, Mele M, Bellone P, Mounssif I. The connective tissue graft wall technique and enamel matrix derivative to improve root coverage and clinical attachment levels in Miller Class IV gingival recession. Int J Periodontics Restorative Dent. 2014 Sep-Oct;34(5):601-9.

36. Song JE, Um YJ, Kim CS, Choi SH, Cho KS, Kim CK, Chai JK, Jung UW. Thickness of posterior palatal masticatory mucosa: the use of computerized tomography. J Periodontol. 2008 Mar;79(3):406-12.

37. Reiser GM, Bruno JF, Mahan PE, Larkin LH. The subepithelial connective tissue graft palatal donor site: anatomic considerations for surgeons. Int J Periodontics Restorative Dent. 1996 Apr;16(2):130-7.

CHAPTER 4　最新のフラップデザイン

38. Liu CL, Weisgold AS. Connective tissue graft: a classification for incision design from the palatal site and clinical case reports. Int J Periodontics Restorative Dent. 2002 Aug;22(4):373-9.

39. García-Caballero L, Gándara M, Cepeda-Emiliani A, Gallego R, Gude F, Suárez-Quintanilla J, Ramos-Barbosa I, Blanco-Carrión J. Histological and histomorphometric study of human palatal mucosa: Implications for connective tissue graft harvesting. J Clin Periodontol. 2023 Jun;50(6):784-795.

40. Tavelli L, Barootchi S, Stefanini M, Zucchelli G, Giannobile WV, Wang HL. Wound healing dynamics, morbidity, and complications of palatal soft-tissue harvesting. Periodontol 2000. 2023 Jun;92(1):90-119.

41. Mazzotti C, Mounssif I, Rendón A, Mele M, Sangiorgi M, Stefanini M, Zucchelli G. Complications and treatment errors in root coverage procedures. Periodontol 2000. 2023 Jun;92(1):62-89.

42. de Castro LA, Vêncio EF, Mendonça EF. Epithelial inclusion cyst after free gingival graft: a case report. Int J Periodontics Restorative Dent. 2007 Oct;27(5):465-9.

43. Shiraishi K, Chiou LL, Haga T, Hamada Y, Cortellini P. Apical horizontal incision with periosteum graft wall technique for periodontal regeneration: A case study. Clin Adv Periodontics. 2025 Jan 18; 1 -8.

AFTERWORD

「フラップデザイン」だけで1冊の本ができる？と思われた方も多いかもしれません．気がついてみれば「ベーシック編」と「アドバンス編」の2冊の本ができ上がりました．まだ収載しきれなかった部分もいくらかありますが，今回はここでまとめとしたいと思います．このテーマだけでこれだけの分量になるということは，それだけこのフラップデザインというテーマが奥深いということかもしれません．

「本書の目的」でも述べたように，再生療法においてフラップデザインがすべてというわけではありません．しかしながら，いつも迷ってしまうのがフラップデザインなのではないでしょうか．そう日々感じている臨床医の方々に少しでもお役に立てれば望外の喜びです．

「ベーシック編」と「アドバンス編」両著を上梓するに際して，多くの方々に協力していただきました．原稿の校正に協力してくれた勤務医の深水瑠美，日高直哉，馬場高太郎，園山勇太朗，村上友哉，秋吉菜津子各先生，症例の歯周病患者の管理を担当してくれた各歯科衛生士の皆さん，図表を手伝ってくれた高橋ゆかり，竹浪くき子両女史をはじめ，水上歯科クリニックスタッフの皆さんにこの場を借りて厚く御礼申し上げます．

また，平素よりご指導いただいている糸瀬正通先生，元永三先生，そして水上歯科クリニックのスタッフの皆さんにこの場を借りて感謝申し上げます．

2025年1月
水上哲也

INDEX 索引

A, B

avascular necrosis **84**

axial 画像 **46**

Bio-Gide **129**

Bio-Oss **129**

bone envelope **81**

bone housing **81**

BPP technique **145**

buccal bone plate preservation technique **145**

C

CBCT **123**

connective tissue wall technique **13**

cross sectional 画像 **46**

CTG wall technique **137, 169**

D

de-epithelialization **11, 13**

double flap **31**

double-sided entire papilla preservation technique **140**

E, F

entire papilla preservation technique **2, 120**

EPPT **2, 120**

Er, Cr:YSGG レーザー **77, 78**

Er:YAG レーザー **77**

everting suture **16**

fibrin clot **3**

H, I, J

Hamp の分類 **44**

inverting suture **17**

ITLA **126, 128**

ITOA **126, 128**

J-shape incision **153**

K, L

key hole **43**

Linde と Nyman の分類 **43**

Lindhe の分類 **43**

M

Melcher **2**

MGJ **29**

minimally invasive surgery **2**

minimally invasive surgical technique **2**

MIS **2**

MIST **2**

M-MIST **2**

modified minimally invasive surgical technique **2**

modified- VISTA **148**

modified-vestibular incision subperiosteal tunnel access **120**

MPPT **8**

muco-gingival junction **29**

M-VISTA **120**

N

Nelson **40**

NIPSA **120, 156**

non-incised papilla surgical approach **120, 156**

non-submerged type **83**

O, P, R

open flap curettage **77**

papillary triangle **5**

pouch-and-tunnel technique **129**

raw-to-raw **9, 10**

S

sagittal 画像 **46**

SFA **32**

single flap **32**

single flap approach **32**

SPA **126, 128**

SPPT **18**

submerged type **83**

supra-alveolar attachment gain **158**

T

TA **126, 128**

Tarnow と Flecher の分類 **44**

Tinti **40**

trapezoidal 型 **54**

tunnel wall approach **136**

TWA **136**

INDEX

V, W, Z, ほか

VISTA technique　143

Walter　44

whale's tail technique　129

Zucchelli　40

β-TCP パウダー　77

あ・い

アクロマイシン　30

囲繞性の骨欠損　84

インプラント再埋入　73

インプラント周囲炎　70

インプラント周囲粘膜炎　70

インプラント体　106

インプラントの撤去　73

え・お

エリスリシンパウダー　81

横行細動脈　126, 128

横断型斜切開　125

温存型のフラップ　2

か

外反縫合　16

角化粘膜　87

窩底部　123

カバーキャップ　106

灌流　126

き・く・け

吸収窩　123

頬側寄りの切開　125

グリシンパウダー　75

血流　126

こ

口蓋側寄りの切開　125

構造的要因　116

骨移植　2

骨縁上付着　158

骨縁上付着増加　158

骨内細動脈　126, 128

骨膜減張切開　2

骨膜上細動脈　126, 128

骨膜ポケットフラップ　55

根面被覆　40

さ

細菌学的要因　116

再生療法　77

サイトランス　53

三角弁　120

し

自家骨　30

歯冠側移動術　55

歯肉歯槽粘膜境　29

歯肉退縮　29

歯肉弁根尖側移動術　77

従来型　3

手用スケーラー　75

上顎結節　175

靭帯内細動脈　126, 128

す・せ・そ

水平マットレス縫合　33

スペースメイキング　4

生理活性物質　26

切除療法　77

セメント質剥離　33

穿下性骨吸収　84

全層弁　26

組織付着法　77

た・ち

台形型　54

脱上皮　13

チタンブラシ　78

チタン強化型メンブレン　40

超音波スケーラー　75, 81

て・と

低侵襲　2

低侵襲型　3

テンションフリー　5

トンネルアプローチ　120

トンネルフラップ　127

な・ね・の

内側垂直マットレス縫合　16, 33

内側水平マットレス縫合　33

内反縫合　17

ネガティブアーキテクチャー　48

粘膜骨膜弁　26

囊胞　176

INDEX

は・ひ
バイトサイズ　17
バットジョイント　9
微小循環　126
ピンクスポット　123

ふ・ほ
フィブリン塊　156
フェノタイプ　29
部分層弁　26
ポジティブアーキテクチャー　48
ボナーク　53

ま・め・よ
マイクロスコープ　2
マイクロムーブメント　170
メンブレン　2
余剰セメント　71

り・る
力学的要因　116
リスク因子　116
ルーム4　33